AF401289

DE LA

Reconstruction EFFECTIVE de l'Ordre Moral

PAR LA GÉNÉRALISATION DE

L'ALLAITEMENT MATERNEL

**PÉTITION & MÉMOIRE A L'APPUI, ADRESSÉS
A L'ASSEMBLÉE NATIONALE**

SUR

L'ALLAITEMENT OBLIGATOIRE

AU FOYER MATERNEL

Suivis de l'analyse des Mémoires, Pétition, Rapports et Discours des Docteurs MONOD,
de la Nièvre ; MAURIN, de Marseille ; Théophile ROUSSEL, de la Lozère ;
Félix BOUDET, de Paris ; Alexandre MAYER, de Paris ; CANUET, de Paris ;

et d'un Exode composé des fragments essentiels
de *l'Enfance*, de BUFFON, et de *l'Émile*, de Jean-Jacques ROUSSEAU.

Par J. GRANDJEAN

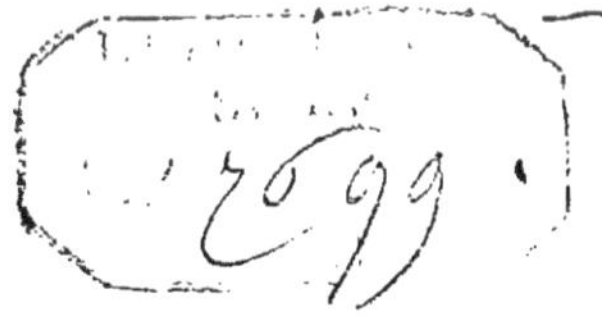

Point de mère, point d'enfant.
JEAN-JACQUES ROUSSEAU.

Il faut commencer par le commencement.
L'AUTEUR.

Mais devant des chiffres pareils (10 sur 100
d'enfants survivants de nourrice), je me prends
la tête à deux mains et je me demande si
l'homme n'a pas conçu l'horreur de son propre
sang et le dégoût de la postérité !
Émile BERGERAT.

Avant de savoir si la France sera République
ou Monarchie, il faut assurer l'existence de ses
enfants.
Thomas GRIMM.

PARIS

CHEZ DENTU, LIBRAIRE, PALAIS-ROYAL

1873

PÉTITION

A L'ASSEMBLÉE NATIONALE

SUR

L'Allaitement obligatoire au Foyer maternel.

———◦❦◦○◦❦◦———

Messieurs les Représentants,

Quelques mois avant les désastres militaires subis par la France, j'ai eu l'honneur d'adresser à M. le Ministre de l'Instruction publique d'aujourd'hui, une lettre de doléances au sujet de l'enfance au berceau ; de l'enfance livrée aux soins mercenaires des nourrices, et exportés loin de la famille.

M. Jules Simon me répondit en faveur de ma thèse.

Je constatais que cette coutume, essentiellement parisienne, d'exonération de ce service si naturel, qui, celui-là, devrait être obligatoire, de couver ses enfants soi-même, non par procuration, je constatais que cette exonération, pour cause d'utilité et de bien-être particulier, dégradait les générations actuelles, — à l'égard des organes physiques, — et par suite, les organes affectifs, liens de la famille; enfin, les facultés morales et intellectuelles.

En effet, les souffrances endurées par la grande majorité des enfants placés chez les nourrices, produisent des étiques, phthisiques. —Ils y trouvent aussi les scrofules et la — syphilis.

Ils y transforment leur tempérament. — Ils peuvent sans doute sucer le lait de la femme-brebis, comme le lait de la femme-lionne ou pie voleuse, — affaire de hasard.

C'est à dire que les familles, en conséquence de ce mode d'allaitement étranger, ne peuvent plus se reconnaître dans la nature de leurs enfants, retour d'exportation, — s'il y a retour.

Physiologiquement, il est assigné un terme pour la transformation de la nature d'un enfant, nourri d'un autre lait que celui de sa propre mère. Après ce terme, l'enfant n'ayant plus une goutte du sang maternel dans les veines, garde les signes extérieurs de ressemblance avec sa mère, mais en a perdu le tempérament.

De plus, les facultés morales ne se transmettant pas, n'étant pas héréditaires à l'égal des facultés de tempérament, l'enfant, par voie de conséquence, restera l'enfant de ses parents par souvenir, comme par habitude et par simple amitié, étrangère à l'amitié filiale.

Je disais, Messieurs les Représentants, que le retour d'exportation de ces enfants, était l'exception ; car la mortalité des *petits Paris*, — dénomination exprimée par les nourrices pour désigner le petit Parisien, et retenue par un moraliste (1), — par exemple, chez les nourrices, est effroyablement incommensurable. (La statistique d'il y a vingt ans fixait à 83 0/0 la mortalité des enfants trouvés, jusqu'à 12 ans ; et l'assimilation de régime n'est-elle pas en question, entre l'enfant trouvé et l'enfant de famille, élevés tous deux chez les nourrices ?)

Aussi, y a-t-il moins encore de Parisiens à Paris, que de Turcs en Turquie, et d'Autrichiens en Autriche.

La décroissance, dans le chiffre d'accroissement de la population française, est un signe à ne pas méconnaître.

Pour le moral, ces enfants, dont les ressorts émergent d'une conscience façonnée par les caresses et l'exemple religieux d'une mère, — seront privés de ces caresses et de cet exemple, — à moins que la nourrice supplée la vraie mère, et pour la tendresse, et pour la prière au bon Dieu.

De ces saintes femmes, il en existe certainement. Que n'existe-t-il pas dans la prévoyante nature ?

Il faudrait les récompenser de leur sollicitude, car, si elles ont suppléé heureusement la mère réfractaire aux premiers devoirs, au service obligatoirement naturel, d'élever son enfant au berceau, elles auront pré-

(1) M. Francisque Sarcey.

paré d'honnêtes gens pour la société, et, ce qui importe à la société, c'est la pureté morale et physique. — C'est là le vœu légitime de la société.

A l'égard des facultés intellectuelles de ces derniers enfants, dont les assises morales sont dès lors effectives, — l'avenir est à eux.

Pour ceux déshérités du sort, — pour ceux qui n'ont que souffert, que pleuré, loin de leur mère, — qui ont maudit leur destin,

Quel sera, Messieurs, leur tempérament moral, dont le germe, le premier jet, la première donnée, aura été un cri de rage et de malédiction?

N'est-ce pas un signe des temps, quand nous cherchons, à des fureurs, à d'inassouvissables haines, des causes que nous ne trouvons pas?

D'autre part, l'ulcération, si commune chez les femmes, leur vieillesse prématurée, leur féconde stérilité, et par suite le désordre conjugal, ont-ils leurs causes ailleurs que dans la suppression de l'allaitement maternel?

Du sort fait à l'enfant en nourrice, dans la première période de son existence, découle fatalement cette nature d'homme, distincte de celle d'hommes pétris des vertus de la famille, au foyer de la famille.

La conscience d'un enfant est le terrain de ses vertus, à la condition qu'il soit cultivé et ensemencé.

Le problème, Messieurs, est difficile à résoudre.

Il est plus du domaine des mœurs.

Il est moins du domaine des lois.

Est-il à jamais déplorable qu'on puisse tout à l'égard du passé, auquel on doit peu, du présent, auquel on ne doit rien ; et qu'on ne puisse rien à l'égard de l'avenir, auquel on doit tout?

Et l'avenir est l'enfance.

Votre devise politique et sociale n'est-elle pas celle-ci :

Liberté pour les grands et les forts ;

Protection pour les petits et les faibles?

En résumé, Messieurs les Représentants, au temps où nous sommes, d'obligations obligatoires. revendiquées, pour beaucoup par ceux qui ne s'obligent à rien, — je n'hésite pas, en conséquence des considérants développés plus haut, à proposer :

1° L'allaitement obligatoire au foyer maternel, ou au moins, la présence obligatoire de l'enfant au foyer maternel.

2° Un impôt de 300 francs par an sur chaque famille payant ou occupant un loyer de 1,000 francs par an, dont un enfant nouveau-né serait élevé par une nourrice étrangère, hors du foyer maternel.

3° Une distribution de prix, annuelle, aux nourrices remarquables par les beaux élèves qu'elles apporteront aux concours formés à cet effet.

Contre cette pétition s'inscrivent les radicaux du catholicisme, du philosophisme et de l'économisme.

Les premiers proclament que la faux nourricière donne des anges au ciel.

Les deuxièmes ne pensent pas qu'il y ait lieu de s'occuper de souffrances matérielles, purement inconscientes.

Les troisièmes protestent, au nom de la théorie de la division du travail et des intérêts financiers et libéraux du contribuable.

En accueillant la pétition, vous entendrez, Messieurs, la voix de la loi naturelle qui domine le concert humain.

Recevez, Messieurs les Représentants, avec mes civilités, l'expression de ma haute considération.

J. GRANDJEAN.

MÉMOIRE

A L'APPUI DE LA PÉTITION A L'ASSEMBLÉE NATIONALE

SUR

L'ALLAITEMENT OBLIGATOIRE

AU FOYER MATERNEL

> Tant on était persuadé alors que la nourriture des enfants faisait partie de leur éducation.
>
> VARILLAS.

> La Convention nationale rendit un décret qui règle les devoirs des parents à l'égard de leurs enfants : l'allaitement maternel est formellement prescrit.
>
> Docteur MONOD.
> *De la mortalité excessive des enfants pendant la 1re année.*

> Le dévouement, l'abnégation de la mère dont elle fait preuve durant plus d'une année, se transforment en une auréole mystique respectée des maris, et base de l'amour filial.
>
> Docteur MAURIN.
> *De la mortalité des enfants en bas âge.*

> La mère ne renonce pas impunément à ses droits de nourrice ; elle ne consulte, en y renonçant, ni les inspirations de son cœur, ni l'intérêt de sa santé. Elle est toujours la première punie du crime qu'elle commet envers le nouveau-né, si elle le livre, loin de ses yeux, à toutes les chances d'un allaitement mercenaire.
>
> F.-V. RASPAIL.
> *Manuel de la Santé.*

> L'ulcération chez les femmes, leur vieillesse prématurée, leur stérile fécondité, et par suite le désordre conjugal ; ces malheurs ont-ils leur cause ailleurs que dans la suppression de l'allaitement maternel ?
>
> J. GRANDJEAN.
> *Causeries sur les facultés de l'âme.*

> Après vingt années d'observation, je jure ne pas connaître dans Paris plus de deux enfants ressuscités du régime nourricier.
>
> L'AUTEUR.

> En dehors du milieu de la bienfaisance publique ou privée, les encouragements à l'allaitement maternel, par dons et par primes, ne résulteraient que d'innocentes rêveries. — Le question du martyrologe des enfants en nourrice étant bien connue des familles, et en présence de leur expérience acquise à cet égard, celles qui continueront à pourvoir le régime nourricier de nouvelles hécatombes d'enfants, seront celles qui ne pourront ou ne voudront les élever elles-mêmes.
>
> L'AUTEUR.
> *Causeries sur les origines des facultés de l'âme.*

PREMIÈRE PARTIE

I

MESSIEURS LES REPRÉSENTANTS,

Ce Mémoire n'est pas de la science, n'est pas de l'art ; il n'est pas de forme, il est de fond, et résulte de la seule et pure observation. Ainsi, il est indéniable que l'ordre moral, en France, comme la morale, dont il est la sanction, y sont gravement blessés, si l'on accepte qu'ordre moral soit l'équilibre maintenu des facultés vibrantes de la foi et de la loi, contre les facultés de la négation religieuse et administrative; s'il est consenti que la morale d'un peuple réside d'abord dans la vénération des religions et dans les rameaux affectifs de l'amour de la famille, de l'amour du devoir, de l'amour du pays, qui contient les ossements de ses ancêtres, en même temps qu'il fut leur berceau et celui de leurs descendants.

En effet, les signes de cet état d'affaissement psychologique sont d'une triste évidence et se traduisent par la plus profonde des ignorances et les manifestations aussi bruyantes que creuses de préjugés sur toutes choses vues et sues par à peu près, et pour cette seule raison commune à toutes les erreurs : l'oubli et le dédain des origines, des idées acquises et des faits historiques, jaillis de la nature des hommes, des temps et des lieux ; l'abstraction du tangible et la négation de l'affirmation effective. Abstraction et négation admises si naïvement par les foules pour principe de direction sociale, en opposition à cette vérité : que l'expérience est l'archéologie de l'histoire individuelle.

J'ai exprimé cette pensée que l'amour du devoir est une des solives de la morale de l'humanité ; j'ajoute que notre état de liberté est l'image d'une balance dont l'un des plateaux contient le devoir, et l'autre le droit corrélatif à ce même devoir. J'achève cette figure pour constater, par des faits, que si le devoir pèse trop lourdement dans cette balance, le droit ne peut en maintenir l'équilibre, tant cette formule du philosophe militaire sur les droits et devoirs est oubliée ou méconnue : « Le devoir, c'est le respect de la loi, de soi-même et « d'autrui. La notion du devoir comprend celle du droit, avec laquelle « elle est intimement liée. »

II

Ainsi, Messieurs les Représentants, fouillant les racines de la question, qu'y trouvons-nous ?

Affirmation des droits du fort, c'est-à-dire de celui qui est libre par son état de maturité ;

Négation des droits du faible, c'est-à-dire de l'enfant.

En effet, l'homme de notre temps dit : « Par la loi de nature, j'ai le « droit d'être heureux par l'amour ; j'ai le droit de procréer comme

« conséquence de ce droit à la satisfaction, et j'étends le droit de pro-
« création jusqu'au droit de paternité par endossement, comme on dit
« en banque, c'est-à-dire par procuration, en m'exonérant, par action
« étrangère, du soin d'élever, de cultiver et de fructifier ma progéni-
« ture, d'en faire la première éducation par ma femme, à laquelle in-
« comberait naturellement cette mission, dont le fardeau n'est pas pro-
« portionné au bonheur que les animaux, par brutalité sans doute, nous
« donnent chaque jour en spectacle, » — spectacle, il est vrai, d'une
aussi touchante que sincère manifestation.

Cette théorie, développée et pratiquée loin de la femme, à laquelle le
seul ressort de la maternité vient d'être détaché ; par ce ressort, je veux
dire l'enfant. Cette théorie, qui a aussi des avantages et des charmes pour
la mère de notre époque artificielle, est admise cependant par elle, avec
quelques réticences ; car un organe d'ensemble maternel existe en dehors
du ressort maternel tourmenté, et cet organe est toute la femme elle-même.

Il est, pour la mère éloignée de son enfant, des moments noirs, qua-
lifiés ainsi pour exprimer le mal du vide, — un corps sans âme, une âme
en peine, se cherchant toujours, sans se trouver jamais.

Mais à ce mal il est des compensations : l'égalité de caractère du mari,
l'affranchissement des soins, des veilles, et la liberté des plaisirs, toilette,
bals, fêtes, théâtres, que l'intrus, — j'ai dit intrus, — pardonnez, Messieurs, à la technologie du juge, — chaque vérité a son glossaire, que
l'intrus, dis-je, proscrivait.

Le droit du père et de la mère, isolé du devoir, son corollaire, est tout
d'une pièce et s'affirme lui-même en dehors de la partie adverse. Ce
droit a raison, quand il parle seul.

Mais sa voix sera bientôt éteinte par le droit de l'enfant qui s'annonce
et fait irruption, au nom des devoirs communs de la paternité et de la
maternité. Il n'invoque pas Vincent de Paul, qui était la Providence des
orphelins, car lui n'est pas orphelin, ses père et mère délectant le plaisir
et le bien-être mis au service de leur jeunesse plantureuse.

Il ne rappellera pas Jean-Jacques, qui ne se préoccupait que de
supprimer la doublure maternelle (la nourrice) au foyer maternel,
d'où l'enfant, du moins, n'était pas exclu.

Il n'implorera pas cet incomparable philanthrope, M. Marbeau, qui
ne peut remplacer le soin maternel, aux nouveau-nés, par les soins
difficiles, mais possibles cependant, donnés aux petits de la deuxième
enfance, dans ses Crèches bénies.

Il ne tendra pas l'ombre de ce qui devrait être, ses petits bras, aux saintes Filles de charité, à ces valeureuses femmes du secours à tous les infortunés, excepté à l'enfant au berceau ; car elles, non plus, ne peuvent remplacer la mère.

Où puisera-t-il donc son éloquence, pour manifester la revendication de son droit ? — Son éloquence, elle sera le sourire mourant de ses petites lèvres blanchies d'inanition, sur la perspective de la luxuriante santé, de la splendide beauté du sein, cependant desséché, de sa mère.

L'agonie misérable de cet enfant de bourgeois aisés, de cet héritier d'une fortune, quelquefois, et même d'un nom, n'éveille-t-elle pas, Messieurs les Représentants, toutes les facultés de droit naturel qu'animent les consciences les mieux outillées ?

En effet, — il dit : « Je suis fils d'homme, d'homme constitué par la « foi, la loi et la conscience, et serais, moi aussi, en conséquence, — « et suivant l'orthodoxie de cette foi, une émanation divine. Ma nais- « sance dérive d'élans réalistes, sans doute ; mais d'aucuns affirment « que l'âme morale est ma source unique.

« Et cependant, ces êtres, organisés pour le droit, le devoir, le ju- « gement, toutes facultés supplémentaires à l'organisme instinctif qui « agit en dehors de ce que l'école nomme le moi, ma mère, particu- « lièrement, m'éloigne de son sein, qui était d'abord mon bien, mon « domaine, et je pourrais dire ma maison. Mais je rencontre, dans la « nature organisée, des êtres, animés seulement de cet organisme « instinctif, et privés de toute notion de droits et devoirs ; je les vois « à l'état de nature ; j'observe leurs mœurs familiales, et je dois « avouer qu'ils manifestent d'autant plus d'amour pour leurs petits, « qu'ils sont éloignés de la civilisation, c'est-à-dire de toute spéculation « de justice et de morale. Comme leur tendresse, leur sollicitude ma- « ternelle est constamment armée en guerre ! — Aussi malheur à ceux « qui menaceraient l'antre de leur famille. Et le petit, au moment où « il est peu à peu éloigné de la mamelle, pour le dresser à chercher « sa proie, cet enfant des rois des forêts, entendez sa revendication, « voyez la manifestation de son droit à la mamelle, qu'il oppose au « devoir si doux de cette heureuse maternité. »

Sans doute, entre petits des hommes et petits des animaux, les souf- frances des uns et des autres sont également inconscientes, suivant cer- taines théories. Mais la justice, elle, n'est pas inconsciente, et nous en appelons à la justice instinctive, à la justice humaine, pour revendiquer le droit de l'enfant au sein de sa mère, et le fortifier des exemples donnés aux hommes par les animaux, en matière de sollicitude et de devoirs maternels.

Un écrivain de cœur et de conscience, qui ne fausse ni balbutie la vérité, qui n'est pas romantique, au moins en cette matière, M. Emile Bergerat, a entendu l'appel au secours de nos infortunés petits enfants.

Il y répond en ces termes :

« Le terrible railleur Swift, en pareille occasion, conseillait aux Irlandais de faire cuire leurs enfants et de les manger. « C'est un « régal excellent, leur disait-il, et en outre, cela vous évitera la peine « de les nourrir ! » — « Je n'irai point jusqu'à renouveler cette san- « glante ironie ; mais, devant des chiffres pareils (dix sur cent d'enfants « survivants de nourrice), je me prends la tête à deux mains, et je me « demande si l'homme n'a pas conçu l'horreur de son propre sang et le « dégoût de sa postérité ! »

« Sont-ce les lois qu'il faut modifier, ou, comme l'affirment les Com- « munards, est-ce la société tout entière ? Je l'ignore, mais je sens bien « que les charges de la paternité sont devenues trop lourdes pour nos « consciences affaiblies ; que nous marchons à grands pas à la suppres- « sion de la famille, et que, tôt ou tard, il faudra que l'État se « substitue à elle, et, pardon du mot, monopolise l'enfant à son profit. »

III

Le droit de l'enfant déterminé, il reste le droit de la mère, que nous avons d'abord confondu avec le droit et le devoir du père, — du père, qui naturellement n'offre pas à l'enfant les ardentes sollicitudes qu'il prodigue à la mère de l'enfant, bien que souvent la modération de l'ardeur paternelle soit la garantie d'une constance tutélaire dont l'effer- vescence maternelle n'est que l'ombre fugitive.

Cependant le droit de la mère s'affirme dans des circonstances trop nombreuses pour ne pas l'accentuer et l'affirmer ici.

La femme, bien souvent, trop souvent, et dès le premier instant, et sans aucune compensation, souffre les douleurs de la gestation. — Pour beaucoup, la distance de la conception à l'enfantement est le chemin de la croix, — et l'issue du voyage la croix elle-même. — Jusque-là et là, la maternité est donc un supplice. Mais après la Passion, il y a aussi, pour elle, la Résurrection ou plutôt l'Assomption. Cette Assomption n'est-elle pas dans la présence de son enfant, qui fait éclore en elle les plus belles fleurs de l'humanité, greffées sur une maternité presque fauve par sa violence : la maternité instinctive dont j'ai parlé.

L'amour maternel épanoui sous l'étreinte de l'enfant, par la pression du sein maternel, par l'aspiration du sein maternel, par les pleurs, les cris, les souffrances de l'enfant naissant, par cette communion, cet échange de tendres regards, entre mère et enfant, qui les reçoivent, les rendent, pour les recevoir encore; cette maternité, ou plutôt cet amour maternel, des tyrans le proscrivent.

L'enfant est arraché à la mère au nom du travail, au nom du repos, au nom du plaisir.

L'enfant et la mère ont perdu le lien inconscient de leur vie. Devrais-je dire aussi de leur vie inconsciente, pour l'un et l'autre peut-être.

La femme, la mère elle-même, est si mobile! Sans doute, cela peut être, si telle est sa nature. Mais son droit, le droit de la mère à l'enfant, ce droit violé, il n'y a plus de mère, il n'y a plus d'enfant, plus de famille, plus de religion, plus de société, plus de patrie.

A l'égard du devoir de la mère : élever son enfant elle-même; — si elle s'y dérobe volontairement, sans la contrainte des forces majeures, sa sollicitude n'est plus que conventionnelle. — On y peut appliquer cette pensée d'un philosophe sacré : « Quand une religion dégénère en vaine cérémonie, il n'y a plus de religion. » — De même, l'amour maternel simulé, et seulement nominal, n'est pas l'amour maternel.

IV

Nous avons dit : « Le droit de la mère à l'enfant, ce droit violé, il n'y « a plus de mère, il n'y a plus d'enfant, plus de famille, de religion, « de patrie. »

Il n'y a plus de mère ? Parce que la mère éloignée de son enfant, se résigne, s'habitue à cet éloignement. Et cette habitude et cette résignation à souffrir l'absence précèdent et sont précurseurs de l'oubli.

Il n'y a plus d'enfant ? Parce que là où la mère fait défaut, il n'y a pas d'enfant.

Il n'y a plus de famille? Parce que l'enfant étant le seul trait d'union entre le père et la mère, forme seul la famille.

Plus de religion ? Parce que la mère, obéissant à la loi instinctive de morale chez les hommes en faisant prier son enfant, oublie (l'enfant absent), oublie la prière, c'est-à-dire la religion avec l'enfant. Et la femme avec l'enfant sont destinés naturellement à l'entretien du feu sacré du culte de Dieu, que les devoirs, le travail, l'activité de vie positive délaissent ou laissent s'éteindre dans les familles.

Plus de sociétés ? Le culte de Dieu étant le ciment des sociétés.

Plus de patriotisme ? alors que font défaut, la famille, la religion et la société, qui inspirent et fortifient cette cohésion de forces morales nommée patrie.

VI

Le tableau, le spectacle de la vie pratique dans ce milieu social qui a perdu son équilibre, en perdant l'enfant, frappe l'observateur, mais laisse stupéfait d'étonnement inconscient l'honnête homme accessible seulement aux effets, les causes restant hors de sa puissance psychologique.

Ainsi l'absence de l'enfant d'abord, puis l'abstention de l'allaitement par la femme, sollicitent chez lui le sentiment de la paternité, qu'il méconnaît. — De nouveaux enfants vont naître pour aller mourir aussi chez les nourrices. De même que la privation d'enfant fait son isolement dans son intérieur, de même l'isolement du tête-à-tête conjugal, que l'enfant enjoue, embellit et rajeunit, produit bientôt l'assimilation, entre époux, sous tous les aspects, et les laisse étrangers à eux-mêmes, et assez fatigués l'un de l'autre pour que le survivant de nourrice devienne le témoin de scandales intimes, dont les exemples funestes le précipitent hors des voies du respect et de l'obéissance dus aux auteurs de ses jours.

Cet enfant ressuscité du régime nourricier, où il avait cependant rencontré une brave mère adoptive (où le bien n'existe-t-il pas ?), a senti se rompre en lui la fibre de la reconnaissance et de l'affection. Il aimait certainement cette femme bénie, quant tout à coup, il lui est enlevé. Alors qu'attendre des qualités du cœur mutilé de cet enfant?

Mais s'il a été malheureux, s'il a souffert de froid, de faim ; s'il a laissé des lambeaux de son petit corps dans la pourriture des langes ; s'il a été dévoré de vermine ; si, ayant souffert toutes ces douleurs, son premier

âge a été tout une imprécation inconsciente contre son malheur immérité, quel sera donc sa nature, lorsqu'arrivé au jour du discernement, il se reconnaîtra haineux et méchant, s'avouant vouloir le mal par inclination irrésistible, dont il s'excuse, disant : « J'ai souffert injustement, aban-
« donné de ceux qui délectaient les douceurs de la vie, quand la nature
« les obligeaient à m'inviter à leur banquet, d'où j'étais rejeté, moi, la
« moitié d'eux-mêmes. Abandonné aussi de Celui qui devait me faire
« naître fauve plutôt qu'humain ; car les fauves, eux, jouissent pleine-
« ment de la fourrure et de la mamelle de leur mère. »

N'est-ce donc pas, Messieurs, ce régime nourricier qui produit toutes ces rages, toutes ces haines dont l'explosion est contemporaine ?

Mais poursuivons :

Si l'enfant n'obéit plus, il n'est plus commandé. S'il n'aime pas ses parents, en suite de leur éloignement de la première époque, les parents peuvent-ils l'aimer, lui ? — Et si, par aventure, un autre enfant était venu en l'absence de celui-ci, et qu'il eût été élevé par sa mère ? — Voilà deux camps dans la famille.

La mère ne reconnaîtra que son sang. Or, l'enfant exporté en nourrice n'a plus une goutte du sang maternel dans les veines, après une période assez courte de lactation étrangère. La mère ne reconnaît donc pas l'étranger ; elle le subit. Il est le souffre-douleur du sien, de l'autre.

Le père, lui, s'il partage ici la passion de sa femme, du moins il apporte la sourdine de la justice et de la modération que la femme ne possède pas toujours dans l'octave affective.

Cet enfant, livré à lui même, privé de la religion originelle, de toute éducation et surtout de bons exemples, quel sera sa surface d'homme, d'ouvrier, de citoyen, de soldat, de père de famille ?

Il sera détaché de Dieu et des hommes ; attaché à lui-même, ne relevant que de lui-même ; méprisant les reliefs illustres des sociétés ; n'estimant que lui-même et son ignorance ; étant à la fois, son Dieu, son prêtre et son juge.

Il fera des êtres à son image, qu'il placera certainement sur la voie maudite du régime nourricier, dont il est lui-même la déplorable victime, et duquel il devient le pourvoyeur.

Mais si cet enfant est une fille ?

VII

Une question généralement proposée est celle-ci : D'où viennent les miasmes prolifiques d'où éclosent la nuée de fillettes qui, au crépuscule, s'abattent sur la voie publique, l'encombrent, la scandalisent et l'affligent de leur immonde et contagieux cynisme ?

La source directe de cette corruption féminine est le régime nourricier, qui est encore plus fatal aux filles qu'aux garçons.

Le garçon, retour d'exil maternel, reste poûr sa mère, et suivant une loi naturelle inéluctable, un garçon, que l'absence a pu dépouiller de l'ambiant filial, en lui gardant l'attrait de l'inégalité sexuelle qui incline, qui approche plus près du cœur de la mère, de la femme, comme la fille. égale en sexe à la mère, confine au cœur paternel, inégal en sexe à la fille. De ces prémisses, prises sur le vif, découlent de la loi naturelle, c'est-à-dire la conséquence d'un syllogisme clairement établi.

La mère aura, pour ce fils, des faiblesses que l'indifférence du père à l'égard du petit réimporté laissera sans contre-poids. Ce fils, cela a été dit, sera tout, moins un homme.

Il a été remarqué : insultant l'ennemi et ne le combattant pas, insultant ses chefs et ne leur obéissant pas, méprisant son père, ruinant sa mère et ne la respectant pas.

La fille. elle, parce qu'elle est fille, trouve dans la douceur du père l'indulgence naturelle et de toute éternité, d'un père pour une fille. — Que rencontre-t-elle chez sa mère, dont elle était presque oubliée, loin du berceau natal ? — D'abord l'indifférence que le père ressentait, lui aussi, pour le fils rapatrié, — puis des manifestations antipathiques que la femme ne dissimule guère ; puis des mauvais traitements effectifs : la négligence de l'éducation, de l'éducation professionnelle surtout ; et enfin, au moment le plus délicat de la vie d'une fille, l'abandon le plus complet. — A ce spectacle d'injustice et de dissolution du présent et de l'avenir assiste, impassible et sans voix, le père, le maître, le chef de la famille, dont le droit, le devoir et la force sont tombés en quenouille, à la faveur de nos temps allanguis et verbeux.

Les hommes du Nord sont restés les maîtres chez eux : dans la famille, à l'image de leurs gouvernants, qui. avec la loi et la coutume, sont les maîtres dans l'État. — Chacun y est à sa place : — L'homme commande, la femme subit et l'enfant obéit.

Aussi, en ces contrées, où l'enfance n'est pas encore entamée par le courant de dissolution occidentale, les enfants au berceau sont-ils exilés? les femmes sont-elles souveraines à la maison? Dominent-elles l'éducation des fils pour n'offrir à l'État que des ombres d'hommes? Et les hommes couvrent-ils de leur indulgente et funeste tendresse les puériles et futiles fantaisies de leurs filles, d'où naissent la légèreté et l'imprévoyance enfantelette féminine? Non!

Le principe naturel d'éducation étant que si la première enfance appartient exclusivement à la mère, elle lui garde l'adolescence de la fille, sous l'œil tutélaire du père, aussi bien que celle du fils incombe au père, mais exclusivement de toute immixtion maternelle.

« Une vérité qu'on nous dit, nous fait plus de peine que cent que nous « nous dirions à nous-mêmes. » Cette parole de Fénelon retiendrait notre pensée si l'objectif que nous poursuivons ici n'était notre concours à la reconstruction effective de l'ordre moral, à laquelle chacun doit apporter, ne serait-ce qu'un grain de sable.

Avouons donc, Messieurs, que la jalousie de la femme étant la corde la plus sensible chez elle de l'âme morale, l'extension de ce ressort atteindra sa fille, quand celle-ci, surtout, n'est qu'un enfant de souvenir, dont elle n'a bu les larmes, dont elle n'a abreuvé les lèvres de ses mamelles, dont l'identité ne gît que dans les quittances de la nourrice.

La jalousie de la mère sera donc, par ses manifestations violentes vis-à-vis de sa fille, la cause directe de la désertion de celle-ci du foyer maternel, de son abandon au gré du destin, qui est le plus souvent un protecteur faux, un vrai suborneur; dans ces circonstances, aucune jeune fille livrée à elle-même, sans famille, sans profession, sans religion instinctive, c'est-à-dire maternelle, puisqu'elle a été élevée à l'étranger, sans pudeur que l'éducation maternelle inspire, à défaut de la nature, tous ressorts de conscience, de direction de conduite, tous moyens d'existence positive et honorable que ne révèlent pas la jalousie d'une mère, que méconnaît la lâcheté d'un chef de famille possédant le sentiment de ses devoirs, en même temps qu'il n'ose les exercer.

Tous les jours nous heurtons ces malheurs de la femme, de la jeune fille, qui se traduisent bientôt en honte et esclavage, c'est-à-dire en prostitution, dont la source principale, comme nous voulions le prouver, est l'exportation de l'enfant en nourrice.

Cherchons les mères jalouses des filles qu'elles ont allaitées, et nous constaterons, à la gloire des lois de la nature, que cette jalousie n'est bien réelle qu'au cas où, par la séparation de la mère et de l'enfant nouveau-né, la maternité effective et absolue se sera volatilisée.

VIII

M. E. de Girardin rappelait, il y a vingt-cinq ans, à propos d'une statistique criminelle, dont à l'égard des temps actuels, il serait curieux d'établir la philosophie. Il rappelait ce renseignement d'un gendarme : sur 7 filles publiques, disait-il, il y a 5 enfants trouvés ; et sur 5 voleurs arrêtés, il y a 3 enfants trouvés.

La différence, Messieurs, existante entre les enfants trouvés et les enfants reconnus ou légitimes, envoyés en nourrice, à l'égard des soins qu'ils reçoivent, dans les différentes situations que leur fait l'état d'abandon ou de reconnaissance, par la nature du régime qui les attend, les uns et les autres, n'est pas une couleur propre, c'est une nuance.

En effet, les nourrices des uns et des autres sont de pauvres femmes sans ressources, ni profession, qui étaient à la ville nos servantes, si remarquables par leurs imperfections et leur inconstance, que la durée de leur séjour dans les familles doit être d'une moyenne approximative de 15 jours au plus (1).

Ces femmes sont, à la campagne, les nourrices libres de nos enfants, qui leur sont abandonnés à la grâce de Dieu, sauf une surveillance bien rare encore, mais relativement salutaire, dont il va être traité *ex professo* d'après les maîtres ès-humanité.

Lorsque ces femmes sont à notre service, nous ne leur confions pas en toute sécurité notre bourse.

---

(1) Avec le concours de M. le baron Taylor. j'avais formé un établissement spécimen d'allaitement, près Paris. ce qui valut à cette association 60,000 francs de l'Empire — C'est dans ce milieu impossible qui fut mon purgatoire, où j'appris, par observation *comparée*, pourquoi la femme est l'ennemie née de l'enfant étranger, et, par conséquent, une nourrice dangereuse.

A la campagne, nous leur livrons notre trésor, plus que nous-mêmes, sans arrière-pensée.

L'observateur, devant ce phénomène ou cette évolution psychologique, reste anéanti, stupéfié de ce spectacle extraordinaire, auquel d'ailleurs, et malgré les exemples, il assiste chaque jour.

« Je donnerais un million pour avoir conservé mon pauvre petit à sa mère ! » s'écriait naguère un père désolé de la mort, par le froid et la faim, de son infortuné enfant, livré aux nourrices.

Le défunt, bientôt remplacé et exporté, alla incontinent ouvrir la porte des limbes, où son frère arriva sans avoir pu atteindre la chaumière de sa nourrice. Il était mort chemin faisant. Ce père est négociant, fort aisé, aussi honorable qu'instruit; à part la question du droit naturel de l'enfant à sa mère, et la connaissance des causes de la mortalité de l'enfance en bas-âge, qu'il est indispensable d'apprendre à ceux qui pensent avec un nouvel ami de l'enfant :

> Qu'il n'est pas si pressant de renvoyer au ciel.
> Si triste qu'on la trouve, on a droit à la terre.
>
> M. MANUEL (*L'Absent*).

Ma thèse développée en faveur de ma pétition à l'Assemblée nationale, sur l'allaitement obligatoire au foyer maternel, permettez-moi, Messieurs, de la fortifier des travaux des maîtres dont j'ai l'honneur de vous soumettre l'analyse.

DEUXIÈME PARTIE

La technologie de la question de l'enfant en nourrice, de sa mortalité, de ses souffrances; les mesures devant améliorer son sort, vous ont été présentées, Messieurs, sous forme de mémoires et de pétition, par Messieurs les Docteurs Monod (de la Nièvre), Maurin (de Marseille), et Théophile Roussel (de la Lozère). Ma propre pétition, sur l'allaitement obligatoire au foyer maternel, dont M. Théophile Roussel est le rapporteur, est contemporaine de ces documents.

I

M. le docteur Monod (de la Nièvre), lauréat de la Société protectrice de l'Enfance, fait précéder d'un savant mémoire cet épigraphe de l'auteur du *Devoir :* « Celui qui ajouterait un million au chiffre de « notre population, ferait bien plus pour la prospérité et la prépondé- « rance du pays que celui qui, au prix du sang, nous donnerait un ter- « ritoire de quelques lieues. »

M. Ch. Thirion, secrétaire de la Société protectrice de l'Enfance, rappelant les souffrances et l'immense mortalité des enfants chez les nourrices, s'était ensuite écrié : « Tous à l'œuvre ! » « *Oui, à l'œuvre,* » répond M. Monod, car il s'agit de la dégénérescence de notre race, de son affaiblissement comparé à l'incessant accroissement des autres nations de l'Europe.

Tandis que la France double sa population en 198 ans, la Prusse double la sienne en 54 ans; l'Angleterre en 52. Recherchons, dit M. Monod, les causes multiples qui font que chaque année la France perd près de

120,000 de ses enfants, victimes de l'incurie, de la négligence, de l'ignorance, de la malpropreté, de l'exploitation et du trafic dont ils sont
l'objet.

« L'enfant est le plus faible qu'aucun des animaux au moment de sa
« naissance, » dit M. de Buffon.

M. Monod constate, suivant les enquêtes faites, que le chiffre des
enfants qui succombent en France pendant la première année est de
17,51, ce qui donnerait 167,000 décès en une année sur 900,000 naissances, et que ce chiffre de 17,51 étant donné comme représentant cette
mortalité inévitable, « dominée par des lois supérieures, » n'est point là
le chiffre de la mortalité normale, puisque dans une partie du département du Rhône il est de 5 °/₀ ; — et il ajoute : « Ce chiffre doit être bien
proche de celui qu'assigne ces lois de la nature à la mortalité inévitable
et normale. » — Elle est de 11 % dans la Creuse et les Basses-Pyrénées,
de 13 % dans l'Indre. — Dans certains départements, la mortalité atteint
un chiffre effrayant : 75,90 °/₀ dans la Loire-Inférieure. — Aussi doit-on
conclure que ce chiffre si élevé de 75,90 doit être bien faible encore, eu
égard à la mortalité moyenne de 17,51 qu'offrent tous les départements
réunis. — Et si 17,51 donnent 167,000 trépas, — les 5°/₀ de la mortalité
du Rhône frappant l'universalité enfantine française, la mortalité ne
serait que de 46,000 ; c'est donc en chiffres ronds, rappelle M. Monod,
120,000 enfants que la mort prélève chaque année sur notre pauvre pays
de France. — Et, continue M. Monod, le cœur ne se soulèverait pas
d'indignation en face d'un pareil résultat ! — Oui, le mal est arrivé à
son comble ; il est arrivé à ce degré « que la patrie est en danger, »
comme l'a dit si éloquemment M. Boudet, de l'Académie de Médecine.

Mais, se demande M. Monod, comment se fait-il que la mortalité
nécessaire, inévitable, qui est de 5 % d'une part et de 17,51 d'ailleurs,
atteigne 40, 50, et même 71 et 90 %, sur une certaine catégorie d'enfants, notamment sur ceux confiés à des nourrices étrangères ?

Pour répondre à la question, M. Monod range en deux grandes classes
naturelles toutes les causes de mortalité qui frappent le jeune enfant.

Dans la première, il place toutes les causes inhérentes à l'œuf, au
fœtus, qu'il nomme causes intrinsèques. Dans la seconde : causes extrinsèques, toutes les causes acquises, étrangères au fœtus, à sa constitution,
et opposées aux premières.

Les causes extrinsèques se subdivisent en deux autres genres, qui
comprendront : 1° les causes qui peuvent frapper indistinctement tous les

enfants, qu'ils *soient* ou *non* allaités par leur mère, par une femme étrangère, ou même qu'ils ne soient pas nourris et allaités artificiellement ; 2° les causes qui atteignent exclusivement les enfants qui ne sont pas allaités par leur mère, ou sevrés prématurément.

Tout d'abord, M. Monod rapporte la plus grande part de mortalité des nouveau-nés à l'affaiblissement de l'esprit de famille, à l'abandon de l'allaitement maternel, qui a créé l'industrie nourricière, la substitution des soins mercenaires aux soins de la famille.

Les deux causes principales intrinsèques qui amoindrissent la vitalité de l'œuf, sont l'alcoolisme et la syphilis. — La syphilis congénitale détermine la mort chez un grand nombre d'enfants.

L'ivrognerie, ses accès de prostration, d'hébétude compliquée d'accès épileptiformes provoqués par l'alcoolisme, arrivent à l'enfant par hérédité, et augmentent ses chances de mortalité.

La France consommait 350,000 hectolitres d'alcools en 1830 ; en 1869, 972,000 hectolit., non compris les quantités qui échappent aux droits.

Aussi le chiffre des suicides, en vingt ans, s'est élevé de 240 à 664.— Celui des cas de folie a quintuplé.

De plus, il existe une différence énorme entre la proportion des enfants mort-nés, ou succombant dans les premiers jours de la naissance, suivant qu'ils proviennent de filles-mères ou de femmes mariées. — De 1861 à 1865, sur 100 naissances légitimes, il y eut en France 4 mort-nés ; sur 100 illégitimes, 8 mort-nés.

La moyenne des enfants légitimes morts pendant la première année est de 16 % ; celle des enfants naturels, de 32 %. — Ces chiffres sont extraits, par M. Monod, de documents officiels.

Les causes intrinsèques et extrinsèques établies, M. Monod, rappelant que la tendresse et la sollicitude maternelle, ne se suppléent pas ; que l'enfant, « ce petit être, est destiné à entretenir au foyer domestique les douceurs de la famille, et que, lorsque l'intimité ne règne pas sous le toit conjugal, il faut recourir aux mauvaises mœurs pour y suppléer » (J.-J. Rousseau) ; M. Monod constate que la mortalité des enfants élevés par des nourrices sur lieu serait peu différente de celle des enfants nourris par leur propre mère.

A l'égard des nourrices sur lieu, M. Monod traitera-t-il de la transmission, aux enfants, des facultés de tempérament physique et moral de ces nourrices, toutes bonnes laitières qu'elles soient ? facultés qui, en tous cas, sont étrangères aux parents de l'enfant nourri par une étrangère. Cette étude, que je vous exposerai, Messieurs les Représentants, sur la greffe des races, de leurs diverses natures, est tout à elle seule un point de départ dans la question du régime nourricier.

Mais si les nourrices sur lieu présentent de beaux élèves, que deviennent les *propres enfants* de ces mères vénales qui font commerce et marchandise du lait des mamelles qui appartiennent de droit naturel à ceux-ci, et qu'elles leur dérobent ?

M. Monod nous répond à cette question : « Nous avons voulu savoir quelle était la mortalité des enfants des nourrices sur lieu, et voici ce que nous avons constaté : dans le canton que nous habitons, où l'industrie nourricière s'exerce avec frénésie, en douze ans, de 1858 à 1869, le nombre des accouchements s'est élevé à 3,950 ; — le nombre des femmes qui sont allées nourrir sur lieu, à 2,710 ; — le nombre des enfants morts, à 779, ou 33 % ; — et cela dans un laps de temps qui a varié de huit jours à trois mois après leur retour à Paris.

M. le docteur Monod rappelle ainsi aux dames la conservation des instincts maternels dans le vieux temps, en France : « Les reines elles-mêmes, qui ne croyaient pas que leur rang les dispensât d'un devoir que la nature prescrit, et qu'elle récompense de si doux plaisirs. » La citation suivante, que M. Monod extrait de Varillas, est à mettre sous les yeux de mesdames nos bourgeoises : « La reine Blanche voulut être la nourrice de son fils, et comme il est bien malaisé de s'exempter d'être jaloux de ce que l'on aime beaucoup, elle ne put souffrir que saint Louis prit d'autre lait que le sien. Un jour que la reine était dans une grande ardeur d'un accès de fièvre qui dura extraordinairement, une dame de qualité qui, pour lui plaire ou pour l'imiter, nourrissait aussi son fils, voyant le petit Louis pleurer de soif, s'ingéra de lui donner la mamelle. La reine, au sortir de son accès, demanda son fils et lui offrit la sienne ; mais le petit Louis n'en voulut point, soit qu'il fut pleinement rassasié, soit qu'un lait brûlé le rebutât après en avoir pris autant qu'il lui en fallait. Il n'était pas difficile d'en deviner la cause, et la reine la soupçonna d'abord.

« Elle feignit d'être en peine de remercier la personne à qui elle était redevable du bon office rendu à son fils durant son mal, et la dame, croyant faire sa cour, avoua que les larmes du petit Louis l'avaient si sensiblement touchée, qu'elle n'avait pu s'empêcher d'y mettre remède. Mais la reine, au lieu de répartir, la regarda d'un air dédaigneux, et entrant avec force son doigt dans la bouche de l'enfant, le contraignit à vomir le lait qu'il avait pris. Cette violence donna de l'étonnement à ceux qui la virent ; la reine, pour le faire cesser, dit : « Je ne puis en- « durer qu'une autre femme ait droit de me disputer la qualité de mère. »

« Tant on était persuadé alors que la nourriture des enfants faisait partie de leur éducation. »

Ce dernier mot de Varillas, cité par M. Monod, est toute la théorie de la reconstruction effective de l'ordre moral par l'allaitement au foyer maternel. — Honneur à Varillas, et merci à M. Monod d'avoir ressuscité cette formule originelle, qui, dès ce moment, fera l'épigraphe de cette monographie. Dans les circonstances actuelles de dissolution des instincts nécessaires, vous l'accueillerez, Messieurs, je l'espère, comme une œuvre de vérité.

M. Monod, ici, exprime un conseil. Il sera d'autant mieux senti, qu'il touche la fibre la plus sensible chez les femmes, la jalousie, que la philanthropie doit faire servir dans des intérêts d'humanité.

« N'oubliez pas, Madame, que les premières caresses de votre enfant, « que les premiers mots qu'il bégaye sont pour *une autre* que pour « vous, pour sa nourrice, et que ce n'est qu'à force de temps et de tra- « vail que vous transplanterez, que vous grefferez dans son âme cet « amour filial qu'il aurait dû puiser dans votre sein. Ne restez pas insen- « sible aux gémissements de ces pauvres petits êtres, qui ne succom- « bent trop souvent que parce que vous avez refusé de vous soumettre « aux plus douces obligations de la maternité. »

Ombres de Jean-Jacques et de Buffon, ici, vous offrez la main au docteur Monod !

Puis, M. Monod cite l'Écosse, où l'industrie nourricière est inconnue, où toutes les mères nourrissent leurs enfants. La mortalité n'y serait que de 11 %.

Ici, M. Monod aurait dû dire que le régime nourricier, tel qu'il est développé en France, ne se retrouve en aucun pays d'Europe. Serait-ce parce que la France, dit-on, est à la tête de la civilisation humaine ?

Et, qu'est-ce donc que la civilisation humaine ?

A l'égard de la question fondamentale de l'enfance au berceau, la civilisation serait la progression dans le bien faire artistique et le bien dire littéraire, en même temps que l'anéantissement des instincts maternels, desquels seuls ici il est question.

M. Monod reprend sa statistique mortuaire de l'enfance chez les nourrices.

En 1870, les dix derniers mois, et les six premiers de 1871, alors que Paris fut investi à deux reprises différentes, et qu'il devint impossible aux nourrices de province de se rendre dans la capitale, toutes les nourrices allaitaient leurs propres enfants, et voici les modifications qui survinrent dans le chiffre de la mortalité; c'est M. Monod qui parle :

« Le chiffre des naissances, dans mon canton, s'éleva à 290; celui des « décès des enfants de un jour à un an, à 54; ce qui donne une moyenne « de 17 %. Or, nous savons que le chiffre de la mortalité des enfants « des femmes nourrices sur lieu est de 33 %. Ce résultat dispense de « tout commentaire ; — il est le meilleur argument qu'on puisse invo- « quer en faveur de l'allaitement maternel. »

M. Monod prouve ensuite, par des chiffres aussi, que les enfants envoyés en nourrice ne sont allaités au sein que dans une faible proportion : — sur 3,970 femmes accouchées dans la localité, 2,710 s'étaient placées comme nourrices sur lieu, — 1,260 seulement sont restées dans le pays. — De ce chiffre, il y a à déduire celui des femmes mortes en couche, celles qui n'avaient point de lait, celles qui, par leur fortune, prennent des nourrices plutôt que de nourrir elles-mêmes ; — soit 500. — Il y a encore à retrancher 480 nourrices des Enfants assistés de la Seine, etc., 20 qui appartiennent à la Société protectrice de l'enfance. — Il reste donc 260 nourrices disponibles, et cependant 1,210 enfants ont été offerts à ces 260 nourrices pour y être allaités. — Un grand nombre d'enfants n'ont donc pas été nourris au sein. Ils ont reçu une alimentation artificielle nullement en rapport avec leur âge. Aussi, qu'est-il arrivé? 848 enfants sont morts la première année de leur existence, soit 71 %; — sur ce chiffre, 322 ou 27 % sont morts pendant le premier mois. « Mères de famille, s'écrie M. Monod, sachez que si ces 260 nourrices « sont restées dans ce pays, et n'ont pas émigré vers la capitale, c'est « parce qu'atteintes de scrofules ou de syphilis, elles n'avaient aucune « chance de se placer, et que si par malheur elles commençaient l'allai- « tement de votre enfant, elles l'empoisonneraient. »

Cette page de M. Monod, si lumineuse et si complète sur la question, devrait être burinée dans les murailles des salles de mariage et de déclarations de naissances des 40,000 mairies de France. — Dès lors, aucun père, ayant subi la mort de son enfant chez les nourrices, ne pourrait exciper de son innocence, c'est-à-dire de son ignorance.

M. le docteur traite ensuite des premiers moments douloureux de l'enfant que la mère ne doit pas allaiter. — Un peu de colostrum fourni par le sein de la mère détruirait les premiers besoins, les premières douleurs de l'enfant, causés par le meconium.

M. le docteur Monod rappelle ensuite une cause de mortalité chez les nouveau-nés. — L'art. 55 du Code civil oblige à présenter les enfants dans les trois jours, à l'officier de l'état civil du lieu. — Après bien des réclamations, M. le docteur Alex. Mayer, secrétaire général de la Société protectrice de l'Enfance, obtint un arrêté du Ministre de l'Intérieur, en vertu duquel les constatations de naissance seraient faites, pour Paris, à domicile, à partir du 1er janvier 1869. — Une circulaire du 9 avril 1870, signée Chevandier de Valdrôme, invite le maire à se transporter au domicile de l'accouchée, lorsque l'enfant ne peut, sans danger, être transporté à la mairie, suivant les lois de 1792; — et le Code Napoléon n'exige pas que l'enfant soit transporté à la mairie commune; — il suffit que l'enfant soit présenté à l'officier de l'état civil. — Cette mesure d'humanité n'est pas observée généralement. — M. le docteur Monod est inquiet, et fait cette question : « La cause ne doit-elle pas être attribuée à « l'insouciance de MM. les Préfets, » et j'ajouterai de MM. les Maires.

C'est vraisemblable, Messieurs les Représentants, l'amour de l'enfant, comme les autres amours, ne résonne pas dans tous les cœurs.

De même, réclamation est faite à l'égard des dangers qu'offrent les allées et venues obligées par le baptème ; — « et plus l'enfant est faible, écrivait M. Monod à l'Académie de Médecine, en mars 1870, plus on s'empresse de l'aller présenter au baptème. »

Le plus souvent, l'enfant est rapporté mort au domicile, alors qu'on aurait pu lui sauver la vie. — Et M. Monod ajoute bien naturellement : « Pourquoi ne demanderait-on pas, ce qui n'est pas contraire aux lois « de la religion, que le baptème fût donné à domicile aussi bien que les « derniers sacrements ? »

Le spectacle de cette manière d'être, commune aux personnes les plus distinguées par l'éducation et la position officielle, vis-à-vis de l'enfance au berceau, démontre complétement l'indifférence dans laquelle les autorités *civiles et ecclésiastiques* tiennent aussi *cette racine de la postérité.* — Dès lors, les abruptes et les ignorants deviennent excusables de leur légèreté, souvent meurtrière, vis-à-vis du régime nourricier auquel ils abandonnent les nouveau-nés.

M. le docteur Monod, entrant ensuite dans les causes qui frappent plus spécialement sur les enfants envoyés à la campagne, s'occupe des voyages des nourrices, des meneuses, ces « faiseuses d'anges, » comme les qua-

lifie M. le docteur Brochard ; de leur exploitation des nourrices, aux-
quelles elles placent les enfants au rabais, et qui se trouvent par quatre
et cinq dans la même maison.—Résultat ou total, 71 °/₀ de morts, comme
cela a déjà été dit.

Puis, les suppressions, — les substitutions dénoncées et non répri-
mées. — « Et nous nous enorgueillissons de la civilisation du XIXᵉ
siècle ! » s'écrie M. le docteur Monod.

C'est en masse de philosophes et de chrétiens, qu'il faut répéter cette
légitime imprécation, — et pour ma part, je la fais entendre, et les échos
de l'horizon qui limite l'étendue de ma voix, la répètent plusieurs fois par
jour.

Je viens de dire chrétiens ; mais l'histoire des peuples païens ne nous
fait pas même supposer l'ombre du régime nourricier pratiqué de nos
jours !

Les esclaves romaines, qui sacrifiaient au pied de la colonne Lactaire,
étaient vraisemblablement nourrices sur lieu, à l'image des nôtres d'aujourd'hui, desquelles, contrairement à celles de l'antiquité, nous sommes
les esclaves, puisque dans ce temps elles étaient les nôtres.

J'ai ouvert cette parenthèse, Messieurs, dans l'intérêt des familles
inexpérimentées qui emploient une nourrice sur lieu, plus par coutume
dénaturée que par obligation d'ordre physiologique.

M. le docteur Monod examine ensuite de quelle façon les enfants envoyés à la campagne y sont nourris : « Le biberon, la panade ; pour la
plupart, ils sont privés du lait de la nourrice et du lait des animaux
qu'elle peut posséder, et qui est réservé pour engraisser les petits de ces
animaux. » — Les soupes épaisses, le biberon acidifié, ne sont pas l'objectif de la clémence du docteur. En effet, « dans les cinq ou six premiers mois de la vie, les organes de l'enfant ne peuvent recevoir que du
lait. » Il pense bien justement « que tous les efforts se dirigeant vers
l'amélioration des races animales, on laisse ceux qui sont chargés d'é-
lever des enfants dans l'ignorance la plus grossière de la première enfance. »

Sans doute, devons-nous répondre, Messieurs, c'est que l'erreur commune est que toute femme est mère-née de tout enfant, même étranger
au sien. Cette hérésie anthropologique est l'abîme où notre décadence
morale engouffre l'enfance au berceau.

L'aspect de l'immeuble, des meubles, des chemins ; l'insalubrité sous
toutes ses couleurs et ses odeurs, des choses, des bêtes, des gens ; cette

description : les yeux, l'ouïe, portent le témoignage de la souffrance et de la mort des fils d'une époque admirablement scientifique et artistique, surtout dans l'art de ciseler des phrases sur toutes choses, hors la foi, la loi et le bon sens.

Le rien effectif psychologique des grandes villes; des villages présentent les mêmes aspects d'aridité.

Les superstitions de toute nature qui achèvent le désolant tableau du milieu décrit par M. le docteur Monod, forment de nombreux obstacles aux secours possibles sans lesquels tout est perdu.

Enfin M. Monod, déclarant qu'il n'est guère possible de demander aux nourrices plus que leur nature ne peut donner, passe aux effets de la surveillance dans sa contrée.

« L'enfant est-il soumis à une surveillance active et incessante (En-« fants de la Société protectrice de l'Enfance ? — La mortalité de ces « enfants est de 12 %.

« Est-il soumis à une surveillance trimestrielle et moins active que la « précédente (Enfants assistés) ? — La mortalité est de 26 %. »

Remarquez, Messieurs, qu'ici M. le docteur Monod se rencontre avec moi dans l'appréciation que les enfants assistés et les autres enfants, les uns et les autres vivant du régime nourricier, doivent subir chacun les conséquences de ce régime, commun aux uns et aux autres. Cependant, je ne me déroberai pas à une nuance.

« N'est-il nullement surveillé? Est-il trafiqué par les meneuses et les « nourrices? Sa mort doit être quelquefois la source de nouveaux béné-« fices (Nourrissons de Paris): la mortalité est alors de 71 %.

« Les survivants grandiront, leur constitution est atteinte ; ils transmettent, par l'hérédité, les germes du mal qui circule dans leurs veines; ils ne donneront que des rejetons débiles, qui, s'ils ne périssent dès les premiers jours de leur existence, traîneront une vie misérable, entourée d'infirmités. »

L'avertissement contenu dans ces quelques lignes est le signe pathologique de la plupart des enfants de la capitale du monde civilisé, — de la capitale de la grande nation !

Les femmes y verront une fantaisie philanthropique déclassée. Elles déclarent que ces questions doivent rester étrangères à l'homme qui, suivant elles, est incompétent pour les résoudre.

Mais la conscience de l'homme, mieux équilibrée, qui ne demande qu'un flambeau scientifique, illuminera son cœur paternel, et la mortalité de ses enfants, par suite de l'éveil donné par le docteur Monod, de ce cri d'alarme qu'il fait entendre, va tomber au chiffre fixé par la Société protectrice de l'Enfance, à l'égard du milieu où s'exerce sa surveillance, c'est-à-dire 12 °/₀.

M. le docteur Monod termine l'exposition des effets manifestés par le régime nourricier en constatant que l'arrondissement de Nevers et celui de Château-Chinon offrent, l'un 18 °/₀ de jeunes gens impropres au service, l'autre 31 °/°, malgré que le premier soit industriel et le second agricole.

C'est que l'arrondissement de Nevers élève lui-même ses enfants, tandis que l'arrondissement de Château-Chinon les envoie en nourrice.

D'après cette statistique, je dois confesser, Messieurs les Représentants, qu'ignorant cette communauté de coutume du régime nourricier entre villes et campagnes, je couvrais de fleurs les instincts primitifs et conservateurs de celles-ci, et en offrais l'exemple aux citadins ; mais le mal est grave ; il est irrémédiable s'il atteint les campagnes. Craignons d'arriver trop tard avec notre flambeau.

Je crois, Messieurs les Représentants, que les mœurs espagnoles doivent être acquises au régime nourricier, — et, Dieu ne m'entende pas ! — mais je sens le destin de ces peuples égarés menacer un pays d'où se dérobe les instincts primitifs, — le sens natif.

M. Monod ayant exposé le mal dans toute son ampleur, au delà de laquelle, cependant, j'ai découvert au début de ces développements des conséquences qu'il n'ignore pas, mais qu'il ne rattache pas à son sujet, sans doute parce qu'elles sont moins d'ordre physique que d'ordre moral, bien que s'adressant à une mère, il lui fasse connaître l'effet de la maternité transmise par procuration à une étrangère ; et ces paroles, qu'on peut relire encore, tant leur vérité est utile à ne pas être ignorée de ceux qu'elle intéresse si directement : la mère et le nouveau-né.

« N'oubliez pas, Madame, que les premières caresses de votre enfant,
« que les premiers mots qu'il bégaie sont pour une autre que pour vous,
« pour sa nourrice, et que ce n'est qu'à force de temps et de travail
« que vous transplanterez, que vous grefferez, pour ainsi dire, dans
« son âme, cet amour filial qu'il aurait dû puiser dans votre sein. »

Mais M. le docteur Monod me permettra de le compléter en projectant les résultats du régime nourricier, dont les racines sont déjà bien anciennes, jusqu'aux causes de notre décadence morale ; plus de mère, plus de religion, plus de patrie.

M. le docteur Monod achève sa tâche en indiquant les moyens à opposer à cette plaie gangrénée faite en notre pays par l'exportation des enfants en nourrice.

« L'État, je le reconnais, n'a pas qualité pour tenir chaque citoyen en
« tutelle ; il n'a pas le droit d'empêcher un père de famille de confier
« son enfant à une nourrice qu'il aura choisie ; mais il a bien le droit
« d'intervenir, de surveiller une industrie si préjudiciable à la santé pu-
« blique.—L'enfant, mais il appartient aussi à la patrie, à la grande fa-
« mille nationale. Puisque l'industrie nourricière est une industrie, la plus
« délicate de toutes, elle doit être réglementée. La question de régle-.
« mentation de l'industrie nourricière n'est pas nouvelle ; depuis 500 ans
« elle a constamment préoccupé l'autorité. »

Et M. le docteur Monod fait ici l'historique de cette réglementation, qui remonte au roi Jean, s'affirmant par les arrêts du Parlement, en 1611, de Louis XIII, de Louis XIV et de Louis XV.

Les peines édictées par ce dernier portent la peine du fouet contre les nourrices qui prendraient deux nourrissons ensemble.

« Le 28 juin 1793, la Convention nationale rendit un décret qui régla les devoirs des parents envers leurs enfants. L'allaitement maternel est formellement prescrit ; nulle mère ne pourra s'affranchir de ce devoir, que dans le cas où il y aura impossibilité ou danger pour la mère ou pour l'enfant. Il est décidé que des secours seront accordés aux mères nécessiteuses et aux filles mères. »

Des ordonnances de police cherchèrent à réglementer la matière, de 1828 à 1842.

Cinq siècles d'expérience ont assez démontré l'insuffisance de toutes les réglementations qui sont intervenues, puisque la sévérité de ces jurisprudences n'a pas découragé l'industrie nourricière. Mais il nous manque son résultat à l'égard de la mortalité des enfants, pendant tout ce passé déjà si profond.

Il est vraisemblable que les hécatombes d'enfants en nourrice, dans le vieux temps, étaient communes à celui-ci, puisqu'il s'est trouvé nécessaire de parer à ce mal contre lequel, aujourd'hui, il est sollicité des rigueurs légales.

M. Monod traite ensuite de l'infanticide, et cite de Beccaria, *Des Délits et des Peines*, un jugement où respire une tolérance qui, sans doute, n'est pas générale chez ses lecteurs : « D'un côté, l'infamie ; de
« l'autre, la mort d'un être incapable de sentir la perte de la vie ;

« comment ne préférerait-elle pas ce dernier parti qui la dérobe à la
« honte et à la misère, elle et son malheureux enfant ? »

M. Monod répond : « Rien ne peut justifier la mère qui n'a pas voulu
« sacrifier son honneur et sa réputation à son devoir, et qui a porté
« une main criminelle sur l'être auquel elle a donné le jour. »

Restons dans cet ordre d'idées, à l'égard de ce jugement porté sur
l'infanticide, que soulève cette protestation ; mais l'honneur et la réputation ne dominent-ils pas en souverains l'humanité ? Oui, l'humanité sociale, qui découle de force de choses historiques, d'essence purement humaine.

Non ! L'humanité, sortant des mains de la nature, ne peut être dominée
que par ses lois, dont la première est la défense de la vie de ses enfants,
défense dont les purs enfants de la pure nature donnent à l'ignorance et à l'orgueil de l'homme des exemples qu'il méprise au nom
d'une distance qu'il estime beaucoup plus étendue entre lui et les
animaux, qu'elle ne l'est réellement. Car il est indéniable que, sous les
rapports affectifs, d'une part, les animaux manifestent une richesse
d'organisme qui leur serait peut-être commune avec l'homme, si les
fausses et multiples impressions qu'il reçoit de sa vie fantaisiste
sociale ne l'en dépouillaient. D'autre part, dirigeant notre
observation sur les facultés scientifiques et politiques des animaux,
nous rencontrerons encore chez eux des manifestations exemplaires de
dispositions acquises et perfectibles.

Revenant à l'infanticide, permettez-moi d'ajouter, Messieurs, que, si
l'infanticide ne sentait vibrer en lui la corde de l'assassinat, à côté de
celle de la honte, le meurtre ne serait pas exécuté sous l'action isolée
de cette faculté, et il serait conjuré, si une note plus élevée que celles
du meurtre et de la honte se faisait en même temps entendre : la note
de la pitié, celle de la religion encore, et, par exemple, celle ou celui
qui tue par honte, ou par d'autres causes occasionnelles de meurtre :
jalousie, orgueil blessé, avarice, etc., possède la nature hypocrite et san-
guinaire du tigre. — La société doit accueillir ceux-là, comme le Javanais
accueille celui-ci.

La femme qui tue un enfant, tuera son père, tuera encore, suivant les
circonstances favorables à l'exercice de cette inclination.

Cette démonstration est une des faces de la théorie de la récidive, ré-
sumée en ces deux mots : « qui a tué, tuera. »

La différence entre elle et le tigre sera que celui-ci ne tue pas ses petits.

Si, cependant, il est constaté des cas d'infanticides chez les fauves, ils sont expliqués par ces phénomènes physiologiques : le nombre insuffisant de mamelons et la privation de la quantité nécessaire de lait pour nourrir une portée entière : accidents naturels, auxquels les animaux ne peuvent suppléer, à l'instar des humains.

M. Monod voulait aussi parler de ce genre de mort « qu'on inflige à « l'enfant par des négligences coupables, le manque de soins, les vio-« lences réitérées, enfin tous les actes qui, considérés isolément, sont « incapables d'entraîner la mort, mais qui, fréquemment reproduits, « peuvent conduire à ce résultat. »

La loi ne punit cette sorte d'infanticide que par des peines correctionnelles, art. 319. « Il semble donc que la violence soit nécessaire pour « qu'il y ait infanticide. D'après nous, il y a là une lacune regrettable à « combler : l'infanticide par négligence. »

La mère qui refuse son lait à son propre enfant, pour le vendre à un étranger : « L'abandon de son enfant constitue une faute volontaire, qui « doit être punie, si cet abandon cause la mort. »

Que si, détournant nos regards des causes d'infanticides, « nous pé-« nétrons dans ces chaumières où les mères parisiennes ont l'impru-« dence d'envoyer leurs enfants, combien plus sombre encore est le « tableau. »

« Souvent même l'enfant est mort depuis longtemps, que la nourrice « réclame le paiement de la pension promise.

« Le petit Paris est tellement considéré comme une chose, que quand « la cloche du village, de son glas funèbre, annonce qu'un être vivant « vient de disparaître du monde, si l'on demande qui est mort : Ce n'est « rien, répond-on, c'est un petit Paris, et chacun passe complétement « rassuré. Un état de choses si déplorable déshonore un pays civilisé;—« il est temps que le législateur s'émeuve et mette un terme à cette « traite des blancs. Le temps est venu aussi de voir dans l'enfant un « être *qui a ses droits.* »

Il m'est très-honorable, Messieurs les Représentants, de voir ici confirmer la thèse que j'ai soutenue en commençant, sur le droit de l'enfant, que M. Monod sanctionne par le rappel de l'art. 203 du Code civil : « Les « époux contractent ensemble, par le seul fait du mariage, l'obligation « de nourrir, entretenir et élever leurs enfants. »

Or, ajoute M. Monod, « si l'aliment indispensable au nouveau-né se trouve tout préparé dans le sein de la mère, s'il est fourni par la nature, combien est coupable cette mère qui refuse de le fournir à son enfance, si aucune cause majeure ne vient y mettre obstacle! »

M. Monod ne déduit pas ces causes majeures ; elles ne peuvent être qu'en l'extrême délaissement de la mère, l'extrême misère des époux, ce qui est extra-naturel, car tous jeunes ménages ont une et plutôt deux familles, toujours secourables dans une société civilisée, aussi bien que chez les habitants de l'Afrique centrale.

Le défaut de l'air, l'extrême faiblesse de la mère, sont invoqués comme causes d'abandon d'enfants dans des mains mercenaires. Tous prétextes opposés au devoir et caressés par la tolérance de trop de médecins, jaloux de ne point troubler la douce quiétude de leur clientèle.

En dehors des moyens directs et naturels d'élevage, une mère ne peut-elle substituer le biberon, le petit pot, les bouillies claires employées par les nourrices, quand d'ailleurs la question de l'allaitement maternel est moins dans l'allaitement même *que dans les soins maternels, de chaque moment*, qu'exige l'enfant de l'homme ou le petit de l'animal, tels que les manifestent celui-ci ?

Pour qui, privé des instincts naturels, veut des leçons de maternité, le Jardin zoologique, comme la volière des petits oiseaux, à la maison, démontrent assez, par leurs hôtes, leur tendresse maternelle, pour que le plus inerte des cœurs en soit ému et en reçoive de généreux exemples.

Maintenant, M. Monod arrive aux mesures préventives qu'il propose ·

« La mère ne pourra allaiter d'autre enfant que le sien, jusqu'à six à
« dix mois ;

« Les nourrices ne devront être acceptées que sur un certificat décla-
« rant que leur enfant peut être sevré. »

Voici le sommaire des mesures répressives :

« Jusqu'à ce que l'enfant ait atteint l'âge de six mois au moins, la
« mort causée par violences et sévices sera réputée infanticide et pour-
« suivie comme telle.

« La femme qui, par l'abandon de son enfant ; celle qui, par le man-
« quement à ses devoirs vis-à-vis de son nourrisson, aura été la cause
« involontaire de sa mort, sont passibles de l'art. 319 du Code pénal. »

M. Monod demande, en outre, l'élaboration de nouveaux règlements, l'application des anciens, particulièrement de l'ordonnance de 1842.

Ensuite desquels il espère que la mortalité des enfants sera diminuée ; mais il place au-dessus de l'action administrative la sollicitude de la famille.

Les premiers agiraient au défaut de la seconde.

« A côté de la sanction pénale, doit exister la sanction rémunératrice ;
« en face de la répression réservée aux crimes et aux délits, doit se pla-
« cer la récompense destinée au devoir et à la vertu. »

La Société protectrice de l'Enfance seule, étant entrée dans cette voie, a produit les meilleurs résultats dans le canton habité par M. Monod.

M. Monod termine cette savante exposition du malheur des nouveau-nés de notre pays, qualifié orgueilleusement de grande nation, quoiqu'il délaisse ses enfants.

Sa généreuse et philosophique éloquence convie à la réforme toutes les bonnes volontés : « Formons des Sociétés maternelles, des Sociétés
« protectrices de l'enfance, dans tous les départements ; que chacun
« ait son comité de surveillance.

« Faisons pénétrer dans l'esprit des populations cette vérité, que
« l'amour de la patrie a pour principe l'amour de la famille. »

Permettez-moi, Messieurs, de me dire heureux de trouver ici cet aphorisme inspiré de la science et de la philanthropie, déjà développé dès mes premières pages.

C'est qu'il est la pierre angulaire de l'édifice :

ORDRE MORAL

au nom duquel M. Monod conclut : « Au nom de la morale, au nom
« de la société, au nom de la France, unissons nos efforts, mettons-
« nous tous à l'œuvre, et nous aurons accompli la tâche la plus difficile,
« mais aussi la plus féconde en résultats heureux qui ait été entreprise
« dans ce siècle d'égoïsme et d'ambition. »

Ces dernières paroles du docteur Monod contiennent la foi du malheur le plus lamentable, parce qu'il est le plus immérité, le malheur du nouveau-né de l'homme civilisé ; cette foi si peu commune, a été couronnée par la Société protectrice de l'Enfance. — Vous pensez, Messieurs, que c'est justice.

II

Après cette analyse du travail du docteur Monod, dans l'intérêt de la décision législative sollicitée sur la question complexe de l'enfance au berceau : souffrances, mortalité, droit de l'enfant, droit de la mère, ordre moral, il était utile d'en accentuer les parties principales.

Le mémoire de M. le docteur Maurin, président de la Société protectrice de l'Enfance, de Marseille, est essentiellement statistique à l'égard de la population.

Voici son début.

« La population de Marseille, depuis près de dix ans, oscille dans « les mêmes proportions. Les décès y sont aux naissances dans les « rapports de 5 à 7.

« Le célèbre médecin Raymond, en 1750, avait fixé ce rapport de. « 5 à 8. Et si l'on tient compte de toutes les causes communes à l'élon- « gation de la vie moyenne d'aujourd'hui, la diminution de la natalité « serait de 3,98 à 2,20.

« La natalité a donc diminué du tiers dans cette ville, parce que la « vie de famille y est négligée.

« Le nombre des enfants illégitimes s'y est accru.

« La population nomade a augmenté. En 1750, on comptait à peine « à Marseille, 1 étranger par 29 Marseillais. En 1870, nous trouvons « 1 Marseillais pour 2 étrangers. »

Ici, M. le docteur Maurin fait cette intéressante remarque, que le croisement des races fait perdre en nombre ce qu'il fait gagner en force.

« La vie extérieure l'emportant de plus en plus sur la vie intime, il « est compté aujourd'hui en cette ville 1 enfant naturel sur 6 légitimes. « En 1750, la proportion était de 1 sur 8.

« Charge pour l'État, proie pour la mort. »

En effet, malgré les dépenses faites pour les soins de ces enfants assistés, c'est à peine si on en sauve 1 sur 3. — M. Maurin estime à 1,000 par an le nombre des avortements à Marseille.

Les mort-nés en France sont de 1 sur 28 naissances. A Marseille, il est compté 1 mort-né sur 17.75 naissances légitimes, 1 mort-né sur 7,78 naissances illégitimes. Ne faut-il pas des mains criminelles pour porter cette mort de 1 sur 7,78 ?

« Ces mains criminelles commettent l'infanticide, comme elles se « prêtent à la provocation de l'avortement.

« Quelles que soient les raisons de ma conviction à cet égard, je « dois présenter le fait sans contrôle ; il ne m'appartient pas de dévoiler « les coupables ; c'est à la magistrature d'aviser. »

Ici, je demanderai la permission d'ouvrir une parenthèse. Comment la magistrature peut-elle aviser, si on ne lui désigne pas les coupables ?

Qui est en position de la mettre sur leur trace, si ce n'est le médecin appelé d'abord près d'une femme qui succombe aux suites d'un avortement ?

Au médecin inspecteur des morts, qui découvre chez les mort-nés les signes de mort intra-utérine, doit être naturellement imposé la formelle obligation d'en faire la déclaration.

Mais les médecins contiennent leur indignation, menacent auteurs et complices d'avortements, c'est-à-dire celles des sages-femmes coutumières de ce crime, et les mères qui les provoquent.

Il est si douloureux, pour des hommes accomplis par la science et l'éducation, de faire subir le châtiment de la loi à des femmes, quelque coupables qu'elles puissent être !

Quand les intérêts de morale et de population feront taire ces scrupules néfastes, la seule connaissance des énergiques dispositions de l'autorité vis-à-vis des praticiennes de l'avortement, fera tomber de leurs mains les instruments qui tuent souvent, à la fois, l'enfant avec la mère.

Je comprendrais la tolérance de Beccaria, s'il l'appliquait à l'avortement, non au meurtre de l'enfant naissant. Cependant je ne partagerais cette tolérance qu'au cas où l'enfant n'aurait annoncé par des mouvements sa présence à la vie ; car il n'y a pas de distinction à établir, *par la mère*, entre l'enfant qui frémit dans ses entrailles ou palpite sur ses mamelles.

L'aveugle meurtrier ne cesse pas d'être coupable parce qu'il ne voit pas sa victime ; et la doctrine chrétienne, chez les catholiques, chez les Grecs orthodoxes, comme chez les réformés, a toujours tenu pour homicide la femme qui détruit le *fœtus à peine formé*, aussi bien que celle qui tue l'enfant après l'avoir mis au monde.

A l'égard des moyens d'allaitement, M. le docteur Maurin apprend que si la nature a mis dans le lait maternel tous les éléments propres à l'accroissement progressif de l'enfance, — le premier lait (*collostrum*) dégage les matières (*meconium*) rassemblées dans les intestins pendant la vie fœtale.

Puis, « le bien-être matériel qu'éprouve la mère à donner une seconde
« vie à son enfant, n'est rien auprès des sensations morales que fait
« naître son nouvel état. Le dévouement, l'abnégation dont elle fait
« preuve pendant plus d'une année, se transforment, sans qu'elle s'en
« doute, en une auréole mystique respectée des maris, et base de
« l'amour filial.

« Les soins assidus qu'elle prodigue, la surveillance active de sa pro-
« géniture, l'absorption de tout son être par le fruit de son amour, té-
« moignent d'une femme forte, dont le cœur bien trempé est au-dessus
« des frivolités de la vie. »

Et plus loin :

« Ils savaient bien, les anciens législateurs, que l'allaitement est
« l'école de la mère des Gracques ! Aussi, les lois de Sparte, Lacédé-
« mone, Rome, n'admettaient pas que les nouveau-nés fussent confiés
« à des mains mercenaires. »

Il est un alinéa, dans mes *Causeries au Comptoir et à l'Atelier*, où, traitant du rôle usurpé des femmes sur leurs maris dans l'éducation des fils, je m'écrie : « Où sont nos Gracques, où sont nos Cornélies ? »

M. le docteur Maurin établit ensuite cette corrélation historique avec notre temps négatif : « Sur le forum d'une Rome impériale *déchue*, se
« dresse, pour la première fois, la colonne Lactaire, autour de laquelle se
« groupent des esclaves nourrices, attendant l'heure du marché pour se
« vendre aux marâtres des patriciens de la décadence. Comme de nos
« jours, ces mères romaines opulentes arguaient de la faiblesse de leur
« santé, pour se débarrasser des soins de l'allaitement, et la mode guidait
« jusqu'aux costumes dont les esclaves nourrices devaient se vêtir. »

Graver ces lignes profondément aux frontispices des édifices destinés aux ébats de notre société légère : théâtres, bals, concerts, serait en incruster l'empreinte sur les bonnes natures coupables seulement d'ignorance, qui, enfin éclairées sur les causes de dégénérescence contemporaine, repousseraient le lait mercenaire, qui ne doit féconder que des âmes mercenaires, suivant l'image des êtres dont les nourrices ont la nature.

Puis, je viens me rencontrer sur ce point avec M. le docteur Maurin :
« Combien de maladies ont pour origine la suppression brusque du lait,
« chez les femmes qui ne veulent pas nourrir?

« Mais ce qui doit nous préoccuper plus encore, c'est que les chances
« de mortalité de l'enfant augmentent de 25 % s'il est confié à une
« nourrice, et de 82 % s'il est élevé au biberon. »

M. le docteur Maurin fait ensuite la biographie de la nourrice :
« Filles-mères, fausses ingénues chassées de la maison paternelle, fem-
« mes prolétaires qu'une existence misérable éloigne du toit conjugal ;
« rusées montagnardes, qui font trafic de leur lait comme d'une mar-
« chandise; madrées commères, âpres au gain, dépourvues de tout
« sentiment d'humanité. Tel est dans son réalisme le clan des nour-
« rices. »

Cette biographie, Messieurs les Représentants, est empreinte des
vérités photographiques ; mais quelles dures vérités ! L'implacable statistique, l'immuable philosophie! M. le docteur en contient l'énergique
expression et m'inspire ce vœu : Mon Dieu ! faites, pour le secours à
l'enfance, tous les médecins à l'image du docteur Maurin ; et les lois que
nous sollicitons de vous, Messieurs, deviendront bientôt d'une inutile
application. Seulement, il restera encore une solution de continuité vers
l'objectif visé : — c'est la sage-femme, qui est, elle, la tolérance funeste
à la mère, à l'enfant et à la société, comme nous avons eu lieu de l'exposer à l'égard de faits d'avortement, si· le médecin est l'inflexibilité
salutaire.

La sage-femme, vis-à-vis de la femme, qui ne l'a vue à l'œuvre, ne l'a
observée? Il est inutile de faire nos réserves à l'égard d'une honorable
exception d'entre elles.

Par suite de ce principe, que la femme est l'ennemie de la femme, la
sage-femme dit au mari de l'accouchée : « Envoyez-moi ça en nourrice, et
j'en ai une excellente sous la main. » (Les honoraires d'une sage-femme
sont si peu rémunérateurs. que les commissions que lui allouent les
bureaux de nourrices lui sont aussi nécessaires que légitimes.) Elle
ajoute, en désignant les victimes, l'enfant d'abord, puis la mère, qui
va subir l'amputation de son enfant. par son éloignement : « Ça vous
troublera le sommeil; et puis le travail, le lait échauffé de votre femme,
tout cela nuira plus que la maternité artificielle ! »

Le conseil est suivi. Le mari dort; la femme gémit et souffre des conséquences de la suppression de l'allaitement ; l'enfant meurt ; les époux

le remplacent aussitôt, c'est la loi pathologique. La femme réaccouche, et les mêmes évolutions se renouvellent pour se renouveler encore.— La sage-femme fait entendre l'aphorisme consolant: l'enfant meurt partout!

Il est bien certain, Messieurs les Représentants, que c'est là où la mortalité fait le plus de victimes, qu'il y a le plus de tentatives de reconstruction. Ce sont les familles indigentes, d'autre part, qui produisent le plus d'enfants, parce qu'elles en conservent le moins, abstraction faite du régime nourricier, bien que la moyenne, par famille, des enfants qui vivent dans l'indigence, soit supérieure à celle de ceux qui naissent et vivent dans l'opulence. En effet, malgré les pertes des familles pauvres, elles offrent plus d'enfants que les familles riches.

Les grandes familles naissent et vivent dans l'état mitoyen de l'indigence et de l'opulence, c'est-à-dire l'aisance, où, tout instinct primitif observé, la mère allaite son enfant.

M. le docteur Maurin estime à 2,000 les nourrices placées par les bureaux de Marseille.

C'est la nourrice âgée de seize ans et celle de vingt-cinq ans qui sont l'une la moins nombreuse, l'autre la plus nombreuse.

M. Maurin constate « que des nourrices, à Marseille, n'ayant pas de lait, ont pu se placer quatre et six fois en huit et quinze jours,— et faire ainsi souffrir quatre, cinq et six nourrissons.— M. Maurin, après avoir dit « souffrir, » a omis sans doute « et mourir. »

« On ne peut tolérer dans une ville comme la nôtre, dont les senti-
« ments philanthropiques sont bien connus, ce scandaleux trafic des
« nouveau-nés, » dit M. Maurin, qui constate ensuite « que les enfants
« trouvés sont entourés de plus de vigilance que les fruits des légitimes
« mariages. »

Quelle est donc alors la mortalité des enfants trouvés de votre département, Monsieur le docteur?

Et nous sommes, malheureusement, pour les nouveau-nés de ces deux catégories, en conformité d'assertion, quand j'assimile au régime nourricier l'état d'enfant légitime et celui d'enfant trouvé qui a douze ans, perdait, il y a vingt ans, 87 % de sa population. (*Bien-être universel*, par E. de Girardin.)

Il serait impossible de faire la table de mortalité des enfants légitimes élevés par des nourrices et morts à douze ans. Mais il est bien certain que les débuts de la vie sont également néfastes pour ceux-ci et les enfants trouvés,—et les uns et les autres fournissent logiquement les deux tiers du contingent des malades de douze à trente ans, emportés par des maladies dont le germe est issu du régime nourricier. Des suites de ce régime, les déviations de la taille, par exemple, s'affirment et progressent avec l'âge. Il en est de même pour les affections des viscères.

D'autre part, il est surprenant qu'il soit cherché une différence entre la nature de la nourrice des enfants légitimes et celle des enfants trouvés, qui, les unes et les autres, ont les vices et les vertus de la communauté féminine. En effet, le prix payé par l'administration ou par les particuliers, ne peut rendre ni plus ni moins satisfaisants les services d'une nourrice, ni développer ni amoindrir sa sollicitude pour son pupille.

M. Maurin s'élève contre la facilité et la confiance maternelles : remettre son enfant, sans aucune garantie, à la première femme venue, qui en emporte à la fois trois et quatre à la grâce de Dieu.

Quand j'arguais du crétinisme de gens qui confient leur enfant, leur trésor, leurs entrailles, à des individus, la plupart sans aveu, qui, étant domestiques à la ville, ne recevraient pas en dépôt la bourse du patron, comptée ou non, je me trouvais donc en communion d'appréciation avec M. le docteur Maurin.

Et la substitution ! — Et l'avis de décès !

Mais ce terrible avis de décès ne dit pas ces paroles d'un de mes confrères et amis, exerçant dans un département nourricier : « Lorsque le « froid ne les prend pas en route, leur laissant un sclérème (maladie « mortelle du jeune âge, caractérisée par l'endurcissement du tissu « graisseux) inguérissable, les tortures de l'agonie famélique ne tardent « pas à les raidir. »

Aussi, M. le docteur Maurin s'écrie : « De telles horreurs ne peuvent subsister. »

Total, un décès sur trois enfants mis en nourrice au dehors.

L'accord de mes sentiments persiste avec les faits statistiques et historiques. Encore une preuve.

J'ai affirmé que les soins, seuls, au foyer maternel, garantissaient la santé de l'enfant.

Écoutons le docteur Maurin.

« Combien n'ai-je pas vu de mères craindre pour leur nourrisson « l'air corrompu de Marseille, se priver de leur progéniture, pour l'en- « voyer respirer l'air pur de la montagne. Hélas ! c'est à la mort qu'elles « l'envoient. »

Je trouve dans le compte rendu moral des hospices civils de Marseille, pour l'année 1855, cette phrase terrible : « La mortalité des enfants « est en raison directe du temps qu'ils passent hors de l'hospice ; plus ils « séjournent dans cet établissement, moins forte est la mortalité. »

M. Maurin ajoute :

« Il faut donc que les soins de propreté, la surveillance, l'alimentation « manquent à la fois au nourrisson, pour que les conditions les plus « antihygiéniques (le maintien de l'enfant dans un hospice où il est « exposé à toutes les contagions, à tous les méphitismes), soient encore « plus avantageuses pour sa santé que le séjour chez sa nourrice, dans « une ferme bien aérée, embaumée par les émanations saines et vivi- « fiantes des champs. »

M. Maurin exprime ici le désir que les causes du décès devraient être données aux hospices ; que cet avis de décès relatât la maladie ayant occasionné la mort ; expose l'incurie, l'imprévoyance, la négligence et même l'inhumanité de la femme, soit « l'épée de Damoclès suspendue sur la tête de toutes les nourrices. »

« C'est le seul moyen d'éviter des malheurs et des crimes trop nom- « breux. »

Dieu et l'autorité vous entendent, Monsieur le Docteur.

Maintenant, M. Maurin rappelle les règlements depuis le XIIIe siècle, sur la police des nourrices, commanderesses, meneurs, sages-femmes et aubergistes, jusqu'en 1821, où « la surveillance des enfants légitimes « est entièrement délaissée, et depuis lors, l'Etat ne s'occupe que des « enfants dont il a la tutelle. »

M. Maurin conclut ainsi :

« L'accroissement de la mortalité des enfants en bas âge, depuis le « commencement du XIXe siècle, démontre la nécessité de revenir aux « anciennes lois protectrices des nouveau-nés, modifiées suivant les « données de la science actuelle et de l'état social ; elles seront encore « d'une incontestable utilité. »

M. Maurin revient aux appréciations statistiques :

Il en ressort, « que l'illégitimité de la naissance quadruple jusqu'au « sixième mois les chances défavorables à l'existence du nouveau-né ; « preuve physique en faveur de la constitution de la famille, telle que « les lois des nations civilisées l'ont établie. »

Et, ajouterai-je, les lois naturelles d'abord, que la vie artificielle de cette fin de siècle oublie et méconnaît.

M. Maurin traite aussi des influences de l'agglomération. Après rénovation de vieux quartiers de Marseille, la mortalité a baissé de 20 à 30 %.

Dans les vieilles rues, on constate encore 110 décès d'enfants pour 100 décès de 2 à 90 ans ; tandis que dans les faubourgs les plus spacieux, on trouve 80 décès d'enfants pour 100 décès de 2 à 90 ans.

M. Maurin termine son Mémoire *De la mortalité des enfants en bas âge dans la ville de Marseille*, par un exposé pathologique du régime nourricier, duquel il est à retenir, « que l'habitude si enracinée dans le Midi de bercer les enfants, est une des causes des maladies du cerveau et de ses annexes. »

Il insiste sur la nécessité d'instruire les mères, et, s'adressant à ses concitoyens :

« Créons une Société protectrice de l'Enfance, qui, par sa puissante
« organisation, inaugure enfin les réformes les plus nécessaires, et rappelle
« que l'initiative privée de Marseille ayant devancé de deux siècles
« l'œuvre de saint Vincent de Paul, il appartient à nos contemporains
« de reprendre la tradition de nos ancêtres. »

III

Les travaux technologiques de MM. les docteurs Monod et Maurin, dont je viens d'avoir l'honneur d'exposer les parties les plus saisissantes, appuient indirectement de leurs savantes lumières la pétition de M. Théophile Roussel, de la Lozère. Du rapport qu'en fit M. de Melun, j'extrais pour vous les rappeller, Messieurs, les paragraphes suivants :

« L'exposé remarquable qui précède la proposition de notre savant
« collègue, énumérant toutes les causes de cette effroyable calamité
« (90 % de mortalité pour Paris et d'autres grandes villes, pendant
« la première année de leur existence, tandis que la moyenne de la
« mortalité des enfants du même âge, dans la France entière, ne dépasse
« pas 10 %).

« Le défaut de surveillance des établissements connus sous le nom
« de bureaux de nourrice ; l'absence de toute inspection administrative
« et médicale des enfants qu'ils placent à la campagne.

« A des abus monstrueux, que malheureusement aujourd'hui les

« mœurs et la conscience publique sont impuissantes à prévenir, la loi
« doit apporter des remèdes efficaces. »

Mais il est inutile, Messieurs, de développer la proposition de M. Théophile Roussel, et de vous rappeler l'éloquent rapport de M. de Melun, puisque l'une et l'autre sont sous vos yeux.

IV

Ma propre pétition, Messieurs les Représentants, dont M. Théophile Roussel est rapporteur, et dont le texte précède ce Mémoire, complète, je l'espère, toutes les données qu'implique la question du régime des nourrices.

En commençant cette monographie, j'ai exposé les causes et les effets de ce régime, puisant les unes et les autres dans les manifestations journalières de l'ordre physique et de l'ordre moral qu'elles développent par voie de fatale conséquence.

« Les grands écrivains, écrit l'un d'eux-mêmes, ayant appris aux
« hommes à penser, les placèrent ainsi sur le chemin de l'erreur. »

La religion, qui était leur guide, l'appui de la conscience et de la conservation des instincts primitifs de l'humanité, il y a un siècle, fut confondue avec les superstitions que ces écrivains combattaient.

La religion, dès lors, ne devint qu'un sujet de doute et de débats. — La conscience en étant affranchie, le développement du travail aidant, l'enfant fut dès lors éloigné du foyer maternel.

Il en revint quelquefois, et quand il en revint, il était dépourvu de l'affection, du respect pour ses parents, qu'il ne connaissait pas, et de la religion instinctive qu'une mère seule inspire.

Affranchi des siens, de tous devoirs de conscience, — il poursuit ainsi sa carrière. — Ses enfants, élevés de même, s'en affranchirent encore. — Et la famille, comme la religion, furent l'ombre d'une vieille réalité.

Seulement, le devoir légal survivait, et la famille resta vivante, du moins par la légalité, en dehors des souvenirs de maternité, qui seuls, en ce sens, distinguent l'homme de l'animal.

Aussi l'égoïsme fut commun ; mais cet égoïsme qui se distingue ici de l'égoïsme de la bête, en ce que celle-ci l'étend à sa famille, tandis que l'homme le fixe à lui, personnellement et exclusivement.

Les enfants, en étant saturés, songèrent bien à la famille et à la législation qui interdit en France le droit de tester.

Ils se souvinrent de leurs parents pour se souvenir des biens qu'ils possèdent et de leurs droits à ces biens.

Les parents durent, logiquement s'éloigner aussi des enfants, être nominaux les uns pour les autres.

Le patriarchat de la famille, qui substitue les jeunes parents dans les soins aux petits enfants, entretenait et serrait le lien familial en raison des circonstances qui rappelaient qu'on était aïeul, bisaïeul, — et que parenté oblige.

Dès lors, on n'eut plus recours à sa famille contre la maladie et l'adversité.

Les institutions de secours de toute espèce achevèrent d'affranchir l'homme de sa famille, en rendant celle-ci inutile, par leurs bienfaits.

L'enfant dont la mère était malade ou empêchée, fut envoyé en nourrice, au lieu de chercher les soins de sa grand'mère.

La bru ou le gendre, malades et peu aisés, n'informaient même pas leurs vieux parents de leur détresse, que l'hôpital ou le secours mutuel soulageaient au moins.

Le fils, retour de nourrice, appelait son père monsieur.

La fille, rapatriée, ne voyait qu'une étrangère en celle qui lui avait dérobé ses mamelles et ses soins.

La mère, de son côté, ne voyait dans ces enfants, non elle-même, mais une ombre éloignée d'elle-même. C'est-à-dire qu'elle se sentait plutôt comme doit se sentir une belle-mère vis-à-vis d'enfants qui ne sont pas les siens, dont elle porte cependant le poids du nom de mère ; et la philosophie, point n'est besoin de l'invoquer, pour apprécier la belle-mère.—Elle ne peut être que ce que la nature personnelle et jalouse de la femme, puis la force des choses ambiantes, veulent qu'elle soit.

Aucun attachement de fondation, pour parents et enfants, qui fassent observer sans froissement les lois de la discipline et du devoir entre eux.

Les enfants se dérobant à l'action de la famille et, par suite, aux ordres des étrangers, où les nécessités de l'instruction professionnelle les incorporent.

Dès lors, ils vont et viennent, ne prennent racine dans aucun état, sont les fruits secs de toutes professions, et grossissent la masse de cette jeune bohême, se grossissant tous les jours des gens sans aveu des deux sexes : larrons, criminels à l'état latent pour les hommes ; prostituées prématurées pour les femmes, dont le théâtre corrupteur de notre temps fait la dissolution des facultés de la fidélité conjugale, de la pudeur et de la maternité. — Comme une presse extravagante, haineuse et essentiellement diffamatoire, sans fond de savoir et d'expérience, et sans but, bouleverse le sens moral, le sens commun, chez les jeunes gens.

Voilà le sommaire de la civilisation qui surgit des antres du régime nourricier, contre lequel les hommes les plus justes, les plus éclairés, les plus humains, s'élèvent, et sous le drapeau desquels je combats avec eux la cause première de notre décadence.

Ils vous demandent, Messieurs les Représentants, une législation répressive contre les abus de ce régime.

Ils le demandent d'autant mieux, que cette législation existait antérieurement à 1821, après avoir été fortifiée par tous les gouvernements qui se sont succédé depuis le treizième siècle.

Ces lois, ou leur renaissance, produiraient d'excellents effets, puisque la seule surveillance privée des Sociétés protectrices de l'enfance en accuse d'indéniables.

Organiser la légalité de la surveillance produira donc une amélioration sensible dans le sort des nouveau-nés.

Je la demande de tous mes vœux et compte sur ses progrès.

Mais tout le bien obtenu et à obtenir encore par la surveillance officielle et officieuse, ne ferme pas l'horizon à mes aspirations.

Obtiendrions-nous, par une législation efficace, l'abaissement de la mortalité des enfants en nourrice à 10 %, quand elle est à Paris et ailleurs de 90 % (M. Th. Roussel) ; qu'il resterait toujours la reconstruction morale en expectative, car la reconstruction matérielle seule aura été accomplie en assurant la vie à tant d'infortunés (120,000) (M. Monod). Tant que l'enfant ne reconquerra pas sa mère, la reconstruction *effective* morale restera un vœu stérile.

Mais beaucoup d'enfants, trop d'enfants, seront toujours privés du sein de leur mère, et de leur mère même, malgré l'éloquence ardente des amis des petits enfants. Des causes de toute nature établissent naturellement le triste, mais indispensable refuge du régime nourricier.

Je veux seulement réduire la clientèle des nourrices à sa plus simple expression, en ouvrant les yeux à l'immense majorité de ceux qui exportent leurs enfants en nourrice, frappant d'un impôt élevé tous ceux d'entre eux qui peuvent le payer, non pour grever leur bien et s'en prendre à leur fortune, de leur nature dénaturée, conformément à la science pathologique comparée, mais pour leur faire connaître une loi d'essence naturelle, si bien observée par les animaux d'abord, et par les peuples restés instinctifs, malgré les progrès philosophiques et scientifiques dont la France surcharge le véhicule de la civilisation universelle, entraîné par l'art, si perfectionné chez elle, des théories intangibles et subversives des origines.

Les générations nouvelles, Messieurs les Représentants, ne l'espérons pas, ne seront pas reconquises en sous-œuvre par la religion, dont elles ont été et sont éloignées par l'éducation contemporaine.

Ceux que nous verrons manifester des actes religieux ne sont pas rentrés dans le sentiment de la divinité : ils n'en étaient pas sortis.

La religion étant dans le sein de la mère, seule, l'enfant de l'avenir la boira avec le lait maternel que votre législation tutélaire lui aura rendu.

Il faut commencer par le commencement !

Et s'il est invoqué, au nom des lois de l'économie politique, de la division du travail, par exemple, des impossibilités générales à la vie matérielle et morale de la postérité ; alors, écrions nous, Messieurs les Représentants : Malheur, trois fois malheur aux grandes nations qui ne peuvent nourrir leurs enfants !

Mais, laisserons-nous, Messieurs, accomplir ces paroles prussiennes, rappelées par M. le docteur Maurin : « Nous vous prendrons vos fils « *uniques*, et nous aurons raison de la France en la dépeuplant ! »

IV

Avant de vous rappeler ma propre pétition, Messieurs les Représentants, il me reste à vous soumettre les renseignements, et vous exprimer les sentiments généreux et éclairés d'autres praticiens fondateurs et appuis de la Société protectrice de l'Enfance.

De M. Félix Boudet, membre de l'Académie de Médecine, de MM. les docteur Mayer, Canuet, Duchesne, Thirion, Brochard.

— 46 —

V

« Le premier, le plus grand des devoirs, exprime M. Félix Boudet,
« dans un de ses derniers discours à cette Société, n'est-il pas de relever
« l'édifice de la société française sur les plus inébranlables assises, en
« rattachant aux meilleures traditions de la vieille France, les conquêtes
« mémorables et les généreuses aspirations de la France nouvelle, et en
« préparant, dès le berceau, par l'éducation la plus éclairée, des géné-
« rations saines et vigoureuses, aussi puissantes par la noblesse du cœur,
« par la hauteur de l'intelligence et de la raison, que par l'énergie du
« caractère. »

Et plus loin :

« Aujourd'hui, en France, et je ne crains pas de le dire, dans toute
« l'Europe, l'enfant est bien souvent une victime.
« Oui, l'enfant est une victime, quand l'infanticide conspire, sous
« toutes ses formes, contre sa fragile existence ; quand l'amour du bien-
« être, la vanité, l'égoïsme, étouffent au foyer domestique le sentiment
« des devoirs de la paternité ; quand la mère, lui dérobant le lait que la
« Providence lui a préparé, livre le fruit de ses entrailles à une nour-
« rice mercenaire et à toutes les souffrances, à toutes les chances de
« mort que lui réservent les trafics odieux, les spéculations infâmes dont
« il est trop souvent l'objet. »

VI

M. le docteur Mayer, après avoir constaté les bienfaits promis par la
Société protectrice de l'Enfance, à l'égard de la surveillance des nourrices,
ajoute : « Nous allons entrer dans une voie nouvelle, maintenant que
« le sort de nos pupilles éloignés de leurs parents nous paraît assuré.
« C'est vers l'allaitement maternel, et les moyens de le favoriser parmi
« les classes laborieuses que nous porterons nos efforts de prédilection.
« Afin d'affirmer nos intentions à cet égard, nous associons pour la pre-
« mière fois, cette année, des mères qui ont allaité elles-mêmes leurs

« enfants dans des conditions difficiles, aux récompenses que nous ne
« décernions jusqu'ici qu'aux nourrices mercenaires, obligés que nous
« étions de pourvoir, comme on dit, au plus pressé. »

M. le docteur appuie sa thèse en faveur de l'allaitement maternel,
par ce fait, que porte à sa connaissance M. le docteur Lafond, médecin
inspecteur à Ladon (Loiret) :

A la suite d'une épidémie de cholérine à Ladon, « un certain nombre
« de nourrissons ont succombé ; — j'estime qu'il est mort environ le
« sixième des nourrissons placés dans ma commune. Tandis que les en-
« fants élevés au sein, par leur mère, résistaient presque tous à l'épidémie,
« les nourrissons élevés en grande partie au biberon succombaient en
« masse, sous son influence. Beaucoup de petits Parisiens, qui ne sont
« pas morts, ont cependant été atteints par le fléau, pendant que dans la
« même maison, les enfants de la nourrice étaient indemnes de la
« maladie. »

M. le docteur Mayer traite ici des meneurs et des meneuses. Nous
avons eu maintes fois l'occasion de signaler leurs exactions à la préfec-
ture de police. « Mais son intervention est demeurée radicalement im-
« puissante. Ces intermédiaires, ou plutôt ces parasites, doivent dis-
« paraître. »

M. le docteur Durand, de Nemours, nous écrit à ce sujet : « Qu'une
« nourrice fournie par un meneur, vient de perdre successivement
« deux nourrissons, par suite d'une constitution telle, que pas un méde-
« cin ne voudrait assumer sur lui la responsabilité de la recommander
« comme nourrice. » Mais la meneuse, en fournissant le nourrisson,
gagne 12 fr. par an ; à défaut, la nourrice ne lui rapporte rien.

M. le docteur Mayer dit nettement : « Les parents ne sont guère plus
« soucieux du sort de leurs enfants, que dans les années précédentes,
« et s'il y a des parents qui recherchent notre protection pour leurs
« enfants, et viennent avec régularité recueillir chaque mois les nouvelles
« que nous recevons sur leur état, il en est un bien plus grand nombre qui
« repoussent toute immixtion de notre part, dans ce qu'ils regardent
« comme leur propre affaire. Si ces enfants sont en butte à de mauvais
« traitements, les familles en sont prévenues pour la forme, mais en
« même temps nous signalons la nourrice à la vigilance du Procureur
« de la République du ressort. »

VII

M. le docteur Canuet, rapporteur de la commission des prix, cite un Mémoire où l'auteur engage au développement de Sociétés maternelles analogues à celles de Lyon, et voudrait voir imiter le bel exemple de M. Dolfus, à Mulhouse, où les mères allaitant leurs enfants continuent à recevoir leur salaire ; par ce moyen, on a vu la mortalité descendre de 40 à 24 °/₀.

A l'égard des secours aux enfants naturels, cette parole élevée de l'archevêque de Bordeaux est citée : « Dans ces pauvres enfants, on doit « considérer, non le résultat de la débauche, mais la sublimité de l'origine « et la fin de toute créature humaine. »

Contre l'infanticide, le même auteur demande l'abrogation de l'art. 340, qui interdit la recherche de la paternité. Il constate la rareté de l'infanticide chez les nations qui admettent la recherche de la paternité.

J'objecte que cette question est grosse de périls pour la paix des familles ; son législateur, le général Bonaparte, premier Consul, était inspiré de ce sentiment lors de l'élaboration de la loi sur la recherche de la paternité. Cependant la recherche de la paternité pourrait être exercée directement et exclusivement, par l'autorité, dans le seul intérêt d'état-civil du requérant.

Un autre Mémoire produit aussi par M. Canuet, et qui a pour épigraphe : « La France a besoin de tous ses enfants, » traite aussi de l'infanticide, dont il fait remonter la cause principale à la sévérité de la société envers la fille-mère. « Que la honte, dit-il, soit pour celle qui délaisse, et non pour celle qui nourrit. »

Sans doute, cela est très-juste, mais est-il vrai aussi que si la note, le ressort de la honte, était plus élevé dans le clavecin de la femme infanticide que la note du meurtre qui vibre ici sous une impression occasionnelle, il n'y aurait pas meurtre?

Si cette femme n'avait pas tué cet enfant, elle garderait néanmoins à l'état latent la faculté du meurtre que révèle l'occasion. — Elle diffère du fauve meurtrier et féroce en ce que celui-ci n'assassine pas sa progéniture.

Ces vérités ne peuvent que pénétrer à force de répétition.

D'ailleurs, la facilité d'abandon exclut la *tolérante* nécessité d'assassinat. —à moins que la théorie contemporaine de l'excusabilité du crime commis par jalousie, soit appliquée à la mère comme au meurtrier jaloux. — Ils aimaient tant leurs victimes qu'ils les ont tuées !

Cet auteur, suivant M. le docteur Canuet, est opposé à la recherche de la paternité, qui, sollicitant des unions réparatrices mal assorties, la morale n'y gagnerait rien. — Sans doute ; mais à côté de la morale, il y a les garanties légales de l'existence positive et civile dont l'abandonné est privé. La morale primaire est de faire face aux exigences inéluctables de la vie.

Le législateur américain est absolu dans la question de paternité. Il lui faut un père et une mère pour un enfant délaissé; — il exige, à tout prix, un état-civil pour son petit citoyen abandonné.

Dans le système de l'adoption, presque inaccessible chez nous, par les obstacles que lui oppose la loi, et au contraire si étendu dans ce pays des faits, non des mots, l'État américain trouve toujours des parents pour ses pupilles.

En effet, Messieurs, ces hommes ont compris que la nature, toujours généreuse et prévoyante. a créé des enfants d'adoption pour constituer une famille aux personnes qui en sont privées. Mais une civilisation placée dans l'esprit actuel à l'arrière plan ethnographique, la civilisation chinoise, offre le modèle de l'adoption la plus pratique et la plus pratiquée par les disciples de Confutzée.

Ce mémoire, auquel je reviens, découvre complétement les plaies qui résultent de la destruction des instincts essentiels de l'homme.

Mais les remèdes qu'il contient sont superficiels et anodins.

Les meilleurs esprits oublient, pour la plupart, la nature des choses et la nature des êtres; c'est-à-dire les origines, sans la connaissance approfondie desquelles le jugement ne peut s'eclairer sur les causes et doit s'égarer sur les effets.

Si cette nature des choses est enfouie sous des ruines artificielles, déblayez le terrain, dégagez-la de son enfouissement, et n'espérons pas puérilement transformer les phénomènes anthropologiques.

L'observation découvre dans chaque être les ressorts des manifestations nuisibles, comme des généreuses, qui ne vibrent que sous des impulsions, des impressions extérieures.

La loi et la morale ne peuvent que susciter des impulsions aux bonnes notes, les éviter aux mauvaises, et la loi et la morale ne doivent pas mettre de sourdine à leur voix, si elles veulent être entendues.

VIII

Du rapport de M. Thirion, secrétaire général de la Société protectrice de l'Enfance, j'extrais ces paroles :

« Favoriser l'allaitement maternel, le propager, l'imposer, si c'était
« possible, n'est-ce pas là précisément le fond de notre pensée ? N'est-ce
« pas là toute notre pensée ?

« Ce n'est donc pas sans un profond étonnement que nous avons lu,
« dans un journal de Lyon, le compte rendu d'une séance de la Société
« de cette ville, où l'auteur, attaquant toutes les Sociétés protectrices de
« l'Enfance, prétend : qu'en surveillant et récompensant les nourrices,
« elles ne cherchent qu'à détruire la vie de famille, l'esprit de la cité,
« l'esprit national. »

La force des choses évidentes est que le régime nourricier, offrant, par suite de la surveillance effective officielle et privée, les mêmes garanties de santé que le régime maternel, du train dont marche la décadence des instincts moraux, peu de parents garderaient près d'eux leurs enfants.

Mais l'auteur de cette injuste critique, dont est blessé M. Ch. Thirion, oublie que si des théories sont absolues, le mal ne l'est pas, le remède non plus ; il n'est jamais une panacée.

1° Tous les enfants, Dieu soit béni ! ne vont pas souffrir et mourir chez les nourrices.

2° Quoi qu'il soit légiféré et décrété, il y aura toujours des enfants qui, par l'irrégularité de leur naissance, l'ignorance et la dénaturation de leurs parents, seront condamnés au régime nourricier.

3° Toutes les surveillances privées et officielles seront toujours assez inefficaces pour retenir les gens honnêtes et éclairés, d'exposer leurs enfants aux hasards du régime nourricier, tout légiféré qu'il soit.

Et par conséquent, pour encourager, avec sécurité, à une recrudescence de délaissement chez les nourrices.

Mais le critique oublie encore que, si, par suite d'une parfaite surveillance, il n'y avait plus de martyrs de ce régime réformé, c'est-à-dire plus de clients pour les nourrices, le martyrologe maternel reste vivace, au point de vue pathologique et affectif.

La mère éloignée de son enfant, la vraie mère, ne souffre-t-elle pas, ne vieillit-elle pas prématurément, d'abord, pour ne pas avoir expurgé son lait. au moyen direct et naturel de son nouveau-né ? Puis les grossesses successives que conjure l'allaitement. Mais ce n'est que souffrances matérielles.

L'absence de son enfant, ses inquiétudes sur cette partie d'elle-même exilée ; ce chagrin est encore plus douloureux que la maladie.

Et la lumière faite sur la question, par les mesures législatives surtout, ne ramènera-t-elle pas l'enfant à la mère ?

Aussi M. de Melun, rapporteur de la pétition de M. Théophile Roussel, sur *la protection des enfants du premier âge*, exprime cette pensée à l'égard de l'adoption de lois protectrices : « Que, si ces lois ne font « pas disparaître tous les abus, elles détruisent de funestes erreurs, « éveillent l'indifférence et l'inertie, et éclairent l'ignorance, souvent « plus fatale que la mauvaise volonté. »

Dans cet esprit, Messieurs les Représentants, vous accueillerez la *pétition sur la protection des enfants du premier âge*, qui fait l'objet de la proposition de M. Théophile Roussel, ainsi que ma propre pétition *sur l'allaitement obligatoire au foyer maternel*.

Dès lors, la nation possédera les prémices de la reconstruction *effective* de l'ordre moral, par la généralisation de l'allaitement maternel.

IX

RÉSUMÉ SYNTHÉTIQUE

De l'exposé précédent du malheur de l'enfance livrée aux nourrices, et des moyens de le conjurer, il résulte que ces moyens sont contenus dans les mesures suivantes, dont les cinq premières sont présentées sous forme de pétition à l'Assemblée nationale :

1º Secours aux mères-nourrices nécessiteuses.

2º Brevet officiel de la fonction de nourrice.

3º Surveillance officielle des nourrices.

4º Récompenses aux nourrices intelligentes et humaines.

5º Impôt sur les parents aisés, qui livrent leurs enfants à des soins étrangers, hors du foyer maternel.

Pétition

J. GRANDJEAN

et docteur

Théophile ROUSSEL.

6° Transporter l'infanticide, le changer de climat : — transporter, c'est transformer. *(Causeries au Comptoir et à l'Atelier*, J. GRANDJEAN.)

(Contemplons l'Australie…, mais agissons.)

7° Assimilation juridique de l'infanticide par omission à l'infanticide par commission. *(Causeries au Comptoir et à l'Atelier*, J. GRANDJEAN.)

8° Rendre l'adoption accessible à ceux qui veulent s'attacher des enfants abandonnés ou orphelins. *(Causeries au Comptoir et à l'Atelier*, J. GRANDJEAN.)

(Cette mesure, aussi, supprimerait, *de plano*, l'institution des Enfants assistés, ce que leur sort ne fera pas regretter assurément.)

Les mots de générosité et d'égoïsme ne qualifient que des faits, dont ils ne changent pas la nature du point de départ : c'est-à-dire, qu'au temps où nous sommes, la loi secoure la faiblesse contre la rigueur de la force.

EXODE

Fragments de *l'Enfance*, de BUFFON. — Fragments
de l'*Émile*, de J.-J. ROUSSEAU.

La confirmation des théories qui précèdent, étant d'abord dans
l'histoire naturelle de l'homme, écrite par le plus profond anthropo-
logiste du dernier siècle, ainsi que dans les pages du philosophe illustre
son contemporain, pages qui produisirent alors une révolution dans les
mœurs des grands seigneurs du temps, à l'égard de la maternité par
procuration, que Jean-Jacques Rousseau eut la puissance de proscrire
dans les familles, mais que l'oubli des générations suivantes, leur ignorance des classiques, ont ressuscité universellement, surtout dans les
classes inférieures, lesquelles se complaisent plus dans l'imitation des
vices que des vertus des classes supérieures ; il est, il sera utile et à
la fois agréable, je l'espère, de relire les aphorismes, les préceptes qui
émaillent à chaque ligne l'œuvre de Buffon et de Jean-Jacques Rousseau,
sur la première enfance.

Elles contiennent le sommaire de la loi naturelle, si complétement,
si fondamentalement, qu'ils paraissent superflus, les développements
donnés à la question de l'enfance, et quand cette question a été épurée par
de tels esprits Cependant, il ne doit pas être inutile, pour la vulgari-
sation des bonnes doctrines classiques, d'en lire les paraphrases con-
temporaines qui, en réalité, remplissent ce mémoire et en sont la
substance.

BUFFON. — *De l'Enfance.*

Incapable de faire encore aucun usage de ses organes et de se servir
de ses sens, l'enfant qui naît a besoin de secours de toute espèce ; c'est
une image de misère et de douleur.

L'enfant est, en effet, jusqu'au moment de sa naissance, accoutumé à
la douce chaleur d'un liquide tranquille, et on peut croire que l'action
d'un fluide dont la température est inégale, ébranle trop violemment
les fibres délicates de son corps ; il paraît être également sensible au
chaud et au froid ; il gémit en quelque situation qu'il se trouve, et la
douleur paraît être sa première et son unique sensation.

A peine l'enfant est-il sorti de sein de la mère, à peine jouit-il de la
liberté de mouvoir et d'étendre ses membres, qu'on lui donne de nouveaux
liens. On l'emmaillotte, on le couche la tête fixe et les jambes allongées,
les bras pendants à côté du corps ; il est entouré de linge et de bandages
de toute espèce, qui ne lui permettent pas de changer de situation.
Heureux, si on ne l'a pas serré au point de l'empêcher de respirer, et
si on a eu la précaution de le coucher sur le côté, afin que les eaux
qu'il doit rendre par la bouche puissent tomber d'elles-mêmes.

Dans la partie septentrionale de l'Amérique, on met au fond des
berceaux une bonne quantité de cette poudre qu'on appelle communé-
ment vermoulu. Les enfants sont couchés sur cette poudre, et couverts

de pelleteries. Cette poudre pompe l'humidité, et après un certain temps, on la renouvelle.

En Virginie, on attache les enfants nus sur une planche garnie de coton, qui est percée pour l'écoulement des choses liquides. Le froid de ce pays devrait contrarier cette pratique, qui est presque générale en Orient, et surtout en Turquie. Au reste, cette précaution supprime toute sorte de soins ; c'est toujours le moyen le plus sûr de prévenir les effets de la négligence des nourrices : il n'y a que la tendresse maternelle qui soit capable de cette vigilance continuelle, de ces petites attentions si nécessaires. Peut-on l'espérer de nourrices mercenaires et grossières ?

Les unes abandonnent les enfants pendant plusieurs heures ; d'autres sont assez cruelles pour n'être pas touchées de leurs gémissements ; alors, ces petits infortunés entrent dans une sorte de désespoir. Enfin, ces excès leur causent des maladies, ou, au moins, dérangent leur tempérament et peuvent influer sur leur caractère.

Les nourrices nonchalantes et paresseuses, — au lieu d'employer des moyens efficaces pour soulager l'enfant, se contentent d'agiter le berceau, en le faisant balancer sur les côtés ; le même mouvement l'étourdit, et à la fin l'endort. Mais ce sommeil forcé n'est qu'un palliatif qui ne détruit pas la cause du mal présent ; au contraire, on pourrait causer un mal réel aux enfants en les berçant pendant un trop long temps ; on les ferait vomir ; peut-être aussi que cette agitation est capable de leur ébranler la tête et d'y causer du dérangement.

Avant de bercer les enfants, il faut être sûr qu'il ne leur manque rien, et on ne doit jamais les agiter au point de les étourdir. — Il suffit d'un mouvement lent et égal pour les assoupir. — On ne doit donc les bercer que rarement ; car si on les y accoutume, ils ne peuvent plus dormir autrement. — Pour que leur santé soit bonne, il faut que leur sommeil soit long et naturel. Cependant, s'ils dormaient trop, il serait à craindre que leur tempérament en souffrît. C'est à cet âge que l'on reçoit les premières impressions ; elles sont sans doute plus importantes que l'on croit pour le reste de la vie.

(J'ai développé dans le travail susnommé, *Causeries au Comptoir et à l'Atelier*, la théorie de l'éducation par les impressions extérieures, qui rencontre ici la sanction du grand naturaliste.)

———

La nourrice ne doit donner à l'enfant que le lait de ses mamelles pour toute nourriture. Quelque robuste que puisse être un enfant, il pourrait en arriver de grands inconvénients, si on lui donnait d'autre nourriture que le lait de la nourrice avant la fin du premier mois. — En Hollande, en Italie, en Turquie, et en général dans tout le Levant, on ne donne généralement que le lait des mamelles pendant un an entier ; les sauvages du Canada les allaitent jusqu'à quatre ou cinq ans, quelquefois jusqu'à six ou sept ans.

Le lait des animaux peut suppléer à défaut de celui des femmes. — J'ai connu, à la campagne, des paysans qui n'ont pas eu d'autres nourrices que des brebis.

———

Lorsqu'on laisse crier les enfants trop fort et trop longtemps, ces efforts leur causent des descentes, qu'il faut avoir grand soin de rétablir promptement par un bandage ; — mais si l'on négligeait cette incommodité, ils seraient en danger de la garder toute leur vie.

Le lait produit des êtres animés, des vers en si grande quantité, que l'enfant est souvent en danger d'en périr. En permettant aux enfants de boire de temps en temps un peu de vin, on préviendrait peut-être, etc., etc.

———

Il y a eu des villages entiers dont tous les habitants ont été infestés du virus vénérien, que quelques nourrices malades avaient communiqué en donnant à d'autres femmes leurs enfants à allaiter.

Si les mères nourrissaient leurs enfants, il y a apparence qu'ils en seraient plus forts et plus vigoureux. Le lait de leur mère doit leur convenir mieux que le lait d'une autre femme ; car le fœtus se nourrit dans la matrice d'une liqueur laiteuse qui est fort semblable au lait qui se forme dans les mamelles ; l'enfant est donc déjà, pour ainsi dire, accoutumé au lait de sa mère ; au lieu que le lait d'une autre nourrice est une nourriture nouvelle pour lui, et qui est quelquefois assez différente de la première pour qu'il ne puisse pas s'y accoutumer.

Jean-Jacques ROUSSEAU

Voulez-vous rendre chacun à ses premiers devoirs? Commencez par les mères.

Mais, que les mères daignent nourrir leurs enfants, les mœurs vont se réformer d'elles-mêmes, les sentiments de la nature se réveiller dans tous les cœurs.

La première éducation est celle qui importe le plus, — et cette première éducation appartient incontestablement aux femmes.

Notre premier précepteur est notre nourrice.

On dit que plusieurs sages-femmes prétendent, en pétrissant la tête des nouveau-nés, lui donner une forme plus convenable, et on le souffre! Nos têtes seraient mal de la façon de l'auteur de notre être; il nous les faut façonnées au dehors par les sages-femmes et au dedans par les philosophes. Les Caraïbes sont de moitié plus heureux que nous!

(Suit un paragraphe, que je retrouve dans Buffon, sur les entraves dont est ligaturé l'enfant dès sa naissance.)

Il inspire à Jean-Jacques Rousseau des paroles de pitié et de blâme :

« Une contrainte si cruelle ne pourrait-elle pas influer sur leur humeur ainsi que sur leur tempérament ? »

Leur premier sentiment, continue J.-J Rousseau, est un sentiment de douleur et de peine. — Leurs premières voix, dites-vous, sont des pleurs ! Je le crois bien. Les premiers dons qu'ils reçoivent de vous sont des chaines ; les premiers traitements qu'ils éprouvent sont des tourments.

(Ces idées sont énergiquement exprimées dans ma pétition sur l'allaitement obligatoire au foyer maternel.)

D'où vient cet usage déraisonnable ? D'un usage dénaturé. Depuis que les mères, méprisant leur premier devoir, n'ont plus voulu nourrir leurs enfants, il a fallu les confier à des femmes mercenaires, qui se trouvant ainsi mères d'enfants étrangers, pour qui la nature ne leur disait rien, n'ont cherché qu'à s'épargner de la peine. Il eut fallu veiller sans cesse sur un enfant en liberté ; mais quand il est bien lié, on le jette dans un coin sans s'embarrasser de ses cris. — Pourvu qu'il n'y ait pas de preuves de négligence de la nourrice ; pourvu que le nourrisson ne se casse ni bras ni jambes, qu'importe au surplus qu'il périsse, ou qu'il demeure infirme le reste de ses jours ! On conserve ses membres aux dépens de son corps, et, quoi qu'il arrive, la nourrice est disculpée.

Ces douces mères qui, débarrassées de leurs enfants, se livrent gaiement aux amusements de la ville, savent-elles cependant quel traitement l'enfant dans son maillot reçoit au village ? Au moindre tracas qui survient, on le suspend à un clou comme un paquet de hardes, et tandis que, sans se presser, la nourrice vaque à ses affaires, le malheureux reste ainsi crucifié. Tous ceux qu'on a trouvés dans cette position avaient le visage violet, la poitrine, etc., etc.

Nous ne nous sommes pas encore avisés de mettre au maillot les petits des chiens ni des chats.

Non contentes d'avoir cessé d'allaiter leurs enfants, les femmes cessent d'en vouloir faire ; la conséquence est naturelle. Dès que l'état de mère est onéreux, on trouve bientôt le moyen de s'en délivrer tout à fait : on veut faire un ouvrage inutile, afin de le recommencer toujours, et l'on tourne, au préjudice de l'espèce, l'attrait donné pour la multiplier. Cet usage, ajouté aux autres causes de dépopulation, nous annonce le sort prochain de l'Europe. Les sciences, les arts, la philosophie et les mœurs qu'elle engendre, ne tarderont pas d'en faire un désert. Elle sera peuplée de bêtes féroces ; elle n'aura pas beaucoup changé d'habitants (1).

J'ai vu quelquefois le petit manége des jeunes femmes qui feignent de vouloir nourrir leurs enfants.

On sait se faire presser de renoncer à cette fantaisie : on fait adroitement intervenir les époux, le médecin, surtout les mères. Un mari qui oserait consentir que sa femme nourrisse son enfant, serait un homme perdu ; l'on en ferait un assassin qui veut se défaire d'elle. Maris prudents, il faut immoler l'amour paternel à la paix. Heureux qu'on trouve à la campagne des femmes plus continentes que les vôtres ! Plus heureux, si le temps que celles-ci gagnent n'est pas destiné pour d'autres que pour vous !

Le devoir des femmes n'est pas douteux ; mais on dispute si, dans le mépris qu'elles en font, il est égal d'être nourris, pour les enfants, de leur lait ou d'un autre.

Mais la question doit-elle seulement s'envisager par ce côté ? et l'enfant a-t-il moins besoin des soins d'une mère que de sa mamelle ? — D'autres femmes, des bêtes mêmes, pourront lui donner le lait qu'elle lui refuse.

La sollicitude maternelle ne se supplée point. Celle qui nourrit l'enfant d'une autre au lieu du sien, est une mauvaise mère.

Comment sera-t-elle une bonne nourrice ? — Elle pourra le devenir, mais lentement ; il faudra que l'habitude change la nature, et l'enfant mal soigné aura le temps de périr cent fois avant que sa nourrice ait pris pour

---

(1) J'objecte, à l'aspect de ce paroxysme misanthropique, que si Rousseau avait traversé les temps révolutionnaires écoulés du moment de sa mort aux nôtres, son découragement serait justifié et sa prophétie deviendrait d'autant plus redoutable, que les regards se fixeraient sur l'Espagne, dont les frénétiques folies pourraient bien nous être contagieuses.

lui une tendresse de mère. — De cet avantage résulte un inconvénient qui, seul, devrait ôter à toute femme sensible le courage de faire nourrir son enfant par une autre ; c'est celui de partager le droit de mère, ou plutôt de l'aliéner, de voir son enfant aimer une autre femme autant et plus qu'elle ; de sentir que la tendresse qu'il conserve pour sa propre mère est une grâce, et que celle qu'il a pour sa mère adoptive est un devoir ; car, où j'ai trouvé les soins d'une mère, ne dois-je pas l'attachement d'un fils ?

La manière dont on remédie à cet inconvénient est d'inspirer aux enfants du mépris pour leurs nourrices.

La mère qui croit se substituer à elle et réparer sa négligence par sa cruauté, se trompe. Au lieu de faire un tendre fils d'un nourrisson dénaturé, elle l'exerce à l'ingratitude ; elle lui apprend à mépriser un jour celle qui lui donna la vie, comme celle qui l'a nourri de son lait.

Tout vient successivement de cette première dépravation ; tout l'ordre moral s'altère ; le naturel s'éteint dans tous les cœurs. On respecte moins la mère dont on ne voit pas les enfants ; il n'y a point de résidence dans les familles ; l'habitude ne renforce plus les liens du sang ; il n'y a plus ni pères, ni mères, ni enfants, ni frères, ni sœurs ; tous se connaissent à peine, comment s'aimeraient-ils ? Chacun ne songe plus qu'à soi. Quand la maison n'est qu'une triste solitude, il faut bien aller s'égayer ailleurs (1).

Mais que les mères daignent nourrir leurs enfants, les mœurs vont se réformer d'elles-mêmes, les sentiments de la nature se réveiller dans tous les cœurs ; l'État va se repeupler ; ce premier point, ce point seul va tout réunir. Le tracas des enfants, qu'on croit importun, devient agréable ; il rend le père et la mère plus nécessaires, plus chers l'un à l'autre.

Qu'une fois les femmes redeviennent mères, bientôt les hommes redeviendront pères et maris (2).

---

(1) Ce paragraphe, que j'ai paraphrasé ailleurs, sans le connaître, contient toute l'actualité psychologique de notre temps. A ce titre, est-il à méditer ?

(2) Constatons ici l'unanimité de sentiment des classiques et des contemporains. — Notre cause est gagnée.

Point de mère, point d'enfant; entr'eux les devoirs sont réciproques, et s'ils sont mal remplis d'un côté, ils seront négligés de l'autre. L'enfant doit aimer sa mère avant de savoir qu'il le doit.

Si la voix du sang n'est fortifiée par l'habitude et les soins, elle s'éteint dans les premières années, et le cœur meurt pour ainsi dire avant que de naître (1).

———————

Comme la véritable nourrice est la mère, le véritable précepteur est le père.

Mais les affaires, les fonctions, les devoirs. Ah! les devoirs! sans doute, le dernier est celui du père. Ne nous étonnons pas qu'un homme dont la femme a dédaigné de nourrir le fruit de leur union, dédaigne de l'élever.

Quand on lit dans Plutarque, que Caton le Censeur, qui gouverna Rome avec tant de gloire, éleva lui-même son fils dès le berceau, et avec un tel soin, qu'il quittait tout pour être présent quand la nourrice, c'est-à-dire la mère, le remuait, le lavait.

Quand on lit dans Suétone, qu'Auguste, maître du monde, qu'il avait conquis et qu'il régissait lui-même, enseignait lui-même à ses fils à écrire, à nager, etc., on ne peut s'empêcher de rire des petites bonnes gens de ce temps-là, qui s'amusaient à de pareilles niaiseries.

———————

Celui qui ne peut remplir les devoirs de père n'a point droit de le devenir. Il n'y a ni pauvreté, ni travaux, ni respect humain, qui le dispensent de nourrir ses enfants et de les élever lui-même.

Lecteurs, vous pouvez m'en croire. Je prédis à quiconque a des entrailles et néglige de si saints devoirs, qu'il versera longtemps sur sa faute des larmes amères et n'en sera jamais consolé.

FIN

———————

(1) Cette théorie est celle de la conscience inconsciente, que j'ai développée ailleurs *(Causeries au Comptoir et à l'Atelier)*, sur les origines des facultés de l'âme et l'éducation par les impressions extérieures.

147